Rilling

Vom Tuberkulinum zum Immunotherapeutikum

„Ich besitze zwei Fehler, deren ich mir mit Freuden bewußt bin;
nämlich den, auch die vielen alten Ärzte für wackere Beobachter
zu halten und den vielleicht noch größeren,
an Therapie zu glauben."

R. Virchow, Hdb. d. spez. Path. u. Ther. Bd. 1 (1854)

Vom Tuberkulinum zum Immunotherapeutikum

Die Spenglersan-Therapie

Von Prof. Dr. med. Siegfried Rilling

Mit 23 Abbildungen

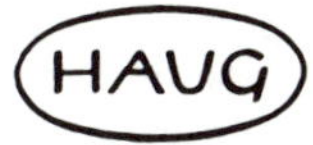

Karl F. Haug Verlag · Heidelberg

Die Deutsche Bibliothek – CIP-Einheitsaufnahme

Rilling, Siegfried:
Vom Tuberkulinum zum Immunotherapeutikum : die Spenglersan-Therapie / von Siegfried Rilling. – Heidelberg : Haug, 1991
ISBN 3-7760-1173-4

Titel-Nr. 2173 · ISBN 3-7760-1173-4

Gesamtherstellung: Druckerei Heinrich Schreck, 6735 Maikammer

Gewidmet: zwei Frauen.
Erstens der unvergeßlichen
Herta Meckel
zu deren 75. Geburtstag (am 17.06.1967)
immerhin schon ein erstes Inhaltsverzeichnis
vorhanden war
und
zweitens Gretel Rilling,
die während sieben operativen Eingriffen
(bis zur lebensbedrohlichen Operation
eines perforierten Divertikels) hilfreich
und optimistisch zur Seite stand.

Inhalt

Vorwort

Diese Schrift sollte dazu dienen, Interessenten in kurzen Hinweisen einen Zugang zu einer viel zu wenig bekannten Therapie zu vermitteln, einer Therapie die mit einem Wort als „konstitutionsverbessernd" bezeichnet werden kann, wenn man der Definition **„Die Konstitution ist die Summe aller angeborenen Eigenschaften, die Summe aller Dispositionen; sie ist die Reaktionsbereitschaft des Individuums, die seine Leistungs- und Anpassungsfähigkeit bedingt."** (zit. Pschyrembel) noch immer folgen kann.

Es kann nicht die Aufgabe des Autors eines Vademecums sein, ein vergleichendes modernes Vokabular zu schaffen, das heute üblicher internationaler Immunologen-Terminologie entspricht; dies bleibt einem späteren Zeitpunkt vorbehalten. Der Verfasser will das Interesse für diese Arzneimittelgruppe neu wecken; er will nur eine Vermittlerrolle einnehmen. Später können sich Empiriker (denn diese waren es, die die ersten Beobachtungen machten!) und moderne Immunologen an einen Tisch setzen, um zu einer gemeinsamen modernen Sprache und zu einem gemeinsamen Vokabular zu finden.

Letterer hat in einer lesenwerten Schrift geäußert, „daß es in der Geschichte der Medizin nicht feststellbar ist, wann die Bezeichnung „Immunität" zum ersten Mal im Sinne des Geschütztseins gegenüber einer übertragbaren Krankheit angewandt wurde. Er weist aber ausdrücklich auf den Begriff „immun" hin: auf die Römer, bei denen der als „immun" galt, der keine Steuern zu bezahlen hatte, auf die „Immunität" der Abgeordneten. – Erst mit der modernen und experimentellen Naturwissenschaft als Grundlage der modernen Medizin entstand eine Immunitätsforschung als besondere Wissenschaft, die wir heute Immunologie nennen".

So wird hier versucht, die Entwicklung dieser zweifellos interessanten Präparategruppe darzulegen und Beobachtungen zu schildern, die bis heute gemacht werden konnten und mögliche Erklärungen dafür abgeben, was aus physiologischen Gründen *für* eine *vegetative* Wirkung (*Kracmar; Rilling* 1967) sprach, und darauf auch eine Wirkungstheorie der Spenglersane aufzubauen (*Rilling* 1970).

„Sie können ohne Spenglersan überhaupt keine Praxis führen", sagte Dr. *Rühmkorff* dem damals jungen Kollegen *Issels*, als er in dessen Praxis hospitierte! – Soweit mir bekannt, praktizierte *J. Issels* in all den Jahrzehnten seiner klinischen ärztlichen Tätigkeit immer mit Spenglersan.

Wir wollen mit dieser Schrift in Umrissen in die Spenglersan-Therapie einführen und mit den wichtigsten Kenntnissen und Daten vertraut machen.

In diesem Buch lesen Sie, daß es diese Arzneimittelgruppe bereits seit 80 Jahren gibt und daß diese – mit großem Erfolg – von Hunderten von Ärzten bei Millionen Einzelbehandlungen angewandt wurde. Umfragen während Ärzteveranstaltungen 1989 haben nämlich ergeben, daß das Wissen um die Spenglersan-Präparate bei der heute praktizierenden Ärzteschaft unter 20% liegt. Und dies im Zeitalter der „Gesundheitsreform" und der Sparmaßnahmen, wenn man bedenkt, was eine Grippebehandlung mit Spenglersan G kostet und vergleichsweise eine heute übliche Antibiotika-Behandlung.

Issels schreibt, „daß die Einreibung von Spenglersan G einen ähnlichen infektionshemmenden Effekt habe – jedoch ohne die Nebenwirkungen – wie Antibiotika" (S. 291: Kampf Krebs).

Die moderne Wissenschaft wünscht dokumentierte Erkenntnisse respektive Veröffentlichungen der – maximal – letzten 2 Jahre. Damit können wir leider nicht aufwarten, wir übersehen 80 Jahre Erfahrung und die noch vorhandene schriftliche Dokumentation. –

Sicher sprechen die heutigen Immunologen (siehe *Letterer*) eine andere Sprache; man sollte aber Gemeinsamkeiten aufzeichnen und *mit* dieser Tradition wieder etwas Neues, auch der Klinik und Universität Verständliches aufbauen, denn *Spengler war bei Robert Koch in Berlin tätig!* Es gab offenbar nur Meinungsverschiedenheiten über die „Nebenwirkungen" des injizierbaren *Koch*schen Tuberkulins und der von *Spengler* entdeckten (beobachteten) milderen (und ambulant anwendbaren) *perkutanen* Applikationsmöglichkeit, der *Spengler*schen I.K. (= Immunkörper).

Der Leser wird mit den Spenglersan-Kolloiden A, D, Dx, G, K, Om, R und T bekannt gemacht und – soweit beim heutigen Stand der Erkenntnisse möglich – eine Antwort auf die Fragen bekommen:

- *Was sind Spenglersane?*
- *Wie wirken Spenglersane?*
- *Warum weiß ich bis heute nichts über Spenglersane?*
- *Wo gibt es Spenglersane?*
- *Gibt es eine perkutane Therapie überhaupt?*

Es kann keinem Zweifel unterliegen: die Einreibung mit Spenglersan G hemmt jeden infektiösen oder katarrhalischen Infekt – und dies ohne Nebenwirkungen!

Hier könnte man sich am leichtesten überzeugen, wie die Wirkung vor allem von Spenglersan G bei *hoher* und *höchster* Temperatur einsetzt. Meist mit einem „Schweißausbruch", auch bei Patienten, die gar nicht dazu neigen, der dann die Überwindung des Fiebers anzeigt.

Ich glaube, der *Angelpunkt* zum Verständnis der Spenglersan-Therapie überhaupt liegt in der Frage: *wo* kommen (außerhalb der üblichen Vererbungsvorstellungen und Erfahrungen wie z.B. bei Diabetes und bei der Hypertonie) die Krankheiten überhaupt her? Was wissen wir auch aus der Vererbungsforschung, aus der hereditären Veranlagung zu Krankheiten? Vielleicht sind uns dabei Überlegungen *Spenglers, Ponçets* und *Hollos* nützlich, die schon 1919 zu der Überzeugung gekommen sind, daß sehr viele der Krankheiten mit *„unbekannter Ursache"* im tiefsten Grund auf Konstitutionsschwächen beruhen, welche durch Erbgifte, hauptsächlich *tuberkulös-toxischer Natur*, verursacht werden, aber auch oft – wie *Spengler* hervorhebt – auf gegebenenfalls über mehrere Generationen vererbten luetischen und anderen Toxinen. Alle diese Toxine faßt *Carl Spengler* unter dem Namen *„Erbvirus"* zusammen.

Berichten wir im Zeitalter der perkutanen Therapie und transdermaler Therapiesysteme (TTS) für Angina pectoris, klimakterische Beschwerden, Reisekrankheit, um nur einige zu nennen, über das, was man heute noch wissen sollte. Würdigen wir die Ansätze einer „immunologischen Therapie", auch in Form der BCG-Impfungen bei Krebskranken. Es gab schon immer eine empirische Medizin, und sie benutzt die doppelte Durchlässigkeit der Haut schon seit mehr als 80 Jahren zu therapeutischen Zwecken.

In mehreren Punkten muß ich um Verständnis bitten:

1. Es ist in einer solchen Veröffentlichung unmöglich, Überschneidungen zu vermeiden und

2. es ist gleichermaßen unmöglich, alle Autoren, die sich jemals in den vergangenen Jahrzehnten mit Spenglersan befaßten zu zitieren: dazu ist die Literatur zu umfangreich und zu sehr verstreut.
3. Unvermeidlich ist es, daß gelegentlich im Text oder in Tabellen Spenglersane genannt werden, die heute nicht mehr hergestellt werden, so z.B. Spenglersan E.
4. Es wurde im Sinne der Originalität der Wiedergabe von Titeln und Texten auch darauf verzichtet, alles in Duden-Medizinschreibweise umzufunktionieren.
   Der Originaltext und die Darstellung wurden beibehalten.
5. Die Anordnung ist bewußt so praktikabel und übersichtlich erfolgt, also zum raschen Nachschlagen und für den täglichen Gebrauch gedacht.

So soll diese Einführung dazu dienen, weiten Kreisen der Ärzteschaft Kenntnisse über diese bewährte Arzneimittelgruppe zu vermitteln und vielen Patienten diese gefahrlose und harmlos anwendbare Medikation zugute kommen zu lassen.

Dank gilt auch Herrn *U. Kaufmann*, auf dessen Initiative und Anregung diese Veröffentlichung überhaupt zustande kam, dem Verleger Dr. *Ewald Fischer* für die Bereitschaft dieses Gebiet immunologischer Pionierforschung der Vergessenheit zu entreißen, seinem Mitarbeiter Herrn *Treiber* für seine Geduld, nicht zuletzt dem bewährten Computerfachmann, Herrn *W. Hiebel* für seine Hilfe von System zu System und meinen nimmermüden Mitarbeiterinnen in der Praxis, Frau *Grauel* und Fräulein *Heinisch*.

Stuttgart, im Frühjahr 1991 Prof. Dr. med. *S. Rilling*

1.0 Definition der Spenglersane

Spenglersan – Meckel-Informationen

Carl Spengler war von 1892 bis 1894 bei *Robert Koch* in Berlin tätig. In diese Zeit dürfte auch die Entdeckung der „Perlsuchttuberkuline" fallen, die weniger Reaktionen verursachten als die *Koch*schen Tuberkuline. *Alexander Spengler*, der Vater von *Carl*, war der Entdecker von Davos als Höhenkurort.

Meckel formulierte: *„Die individuelle Abwehrkraft ist analog der Intaktheit der Erythrozyten"*. – Die „Geldrollenform der Erythrozyten" kann schon als das erste warnende Anzeichen für pathologische Veränderungen angesehen werden, obwohl diese bisher als normal angesehen wird. Zur Herstellung des Testpräparates „D" wurde *Meckel* von Dr. *Kerkhoff*, Villingen, angeregt. Auf jeden Fall definierten aufgeschlossene Ärzte und Ärztinnen Spenglersan G als polyvalentes Kausaltherapeutikum (Frau *Bergmann*, Lübeck, 1959). Und Frau *Käthe Bischoff* äußerte: *„Mit Spenglersan-Heilmitteln kann man die Konstitution* verbessern." *Raven* (Hippokrates, 1951) führte dazu aus: „Die Spenglersane sind das Ergebnis intensiver, ernster Forschungsarbeit des 1937 verstobenen Davoser Arztes *Carl Spengler*, der eine zeitlang Mitarbeiter von *Robert Koch* war. Sie enthalten in ½ prozentiger Phenollösung stark verdünnte Derivate von Tierimmunblutwirkstoffen und Vakzinoiden."

Wegen seiner eigenen Veröffentlichungen hatte *Robert Koch Spengler* zu sich als Mitarbeiter geholt. Dies war in den Jahren 1892-1894. Aufgrund seiner Arbeiten kam er zu der Erkenntnis, daß „der Hauptsitz der *Tuberkulose-Immunsubstanzen nicht das Blutserum sein kann"*. So prägte er auch den Satz: Die „Hauptproduktions- und Anhäufungsstätten sind die ‚Blutzellen', was im Lichte neuester blutmorphologischer Erkenntnisse neue Dimensionen erschließen heißt."
Er fährt fort:
„Das Serum führt nachweislich vor allem die Gebrauchs-Immunsubstanzen, die von den Erythrozyten, meist auf Antigenreize gewisser Stärken hin und durch Hämolyse an das Serum abgegeben werden. – Als eigentliche Produktionsstätten der Tuberkulose-Immunsubstanzen haben wir danach die roten Blutkörperchen zu bezeichnen."

Er untersuchte die drei Blutbestandteile,

- das Serum,
- die Erythrozyten und
- die gewaschenen Leukozyten und Blutplättchen,

auf Agglutinations- und Präzipitations-, zum Teil auch auf das opsonische Vermögen, ferner auch auf Bakteriolysine und Antitoxine. Die Resultate sind zusammengefaßt folgende: Das Blutserum immunisierter Menschen und Tiere agglutinierte die *Koch*sche Testflüssigkeit 1:10 000 selten über 1:1 000. Die Präzipitationen reichen ebenfalls selten höher. Die gelösten roten Blutzellen agglutinieren und präzipitieren dagegen ausnahmslos über 1:10 000. Bei noch hochimmunisierten Menschen und Tieren gehen beide Reaktionen bis 1:10 und 1:100 Millionen, die deutlichsten Agglutinationen oft darüber hinaus, auch wenn das Serum den Titer 1:1 000 nicht überschreitet.

Die Leukozyten und die Blutplättchen sind Anhäufungsstätten zweiter Ordnung, aber keine selbständigen Produzenten. Sie führen mehr Immunkörper als das Serum, aber weniger als die Erythrozyten und beziehen dieselben durch Vermittlung des Serums von den Erythrozyten.

Diese Erbtoxikosen (Erballergosen) sollen eine Bedeutung haben für das Karzinom. Sie wären zu behandeln mit Spenglersan T, R oder E. Die Spenglersane sind also, allgemein gesprochen, angezeigt bei akuten und besonders bei chronischen Infektionen und deren Folgeerscheinungen. Sie kommen perkutan zur Anwendung (Einreibung auf der Unterarmbeugeseite). Bei Erkältungskrankheiten, Grippe, Angina usw., möglichst frühzeitig, mehrmals täglich ½ Ampulle (heute ab Flasche 5-10, bei hohem Fieber auch schon 15 Tropfen je Armseite – Anmerkung des Autors) einzureiben, zeigt überzeugende Wirkung und macht Mut, die anderen Spenglersane auch zu versuchen.

Die Spenglersane sind polyvalent, haben jedoch eine spezifische Spitze, so sind z.B. die Präparate T und R wirksam bei tuberkulösen und tuberkulotoxischen Erkrankungen (latente Tuberkulosen siehe auch Kapitel 2.2). Das Präparat G wirkt bei Strepto- und Staphylococceninfektionen. Deltox ist u.a. auch angezeigt zur Unterstützung bei der Krebsbehandlung, ebenfalls die Präparate K und Om, die sich als sogenannte „Blutsterilisatoren" gegen den umstrittenen Blutparasiten (Endobiont „Enderlein", Siphonospora polymorpha v. *Brehmer*) richten. D und Dx sind Testmittel bei Herdverdacht. Spenglersane E (Erb- und Eigengifte luetischen Ursprungs) stehen zur Zeit nur bedingt zur Verfügung (Anmerkung des Autors), ebenso M (gegen Malaria), dafür aber A (gegen „Altersgifte"). Nach *Spengler* wird durch seine Präparate eine passiv-aktive Immunisierung erreicht, passiv durch Vermittlung der in den Immunblut enthaltenen Antikörper vermittelten Lysine und somit den Reiz zur aktiven Immunisierung abgeben. Nach verschiedenen Autoren (*Hollos, Ponçet, Leriche, W. Bircher*), die die *Spengler*schen Präparate verordneten, können viele Krankheiten Ausdrucksform einer *larvierten oder latenten Tuberkulose* (auch Tuberkulotoxikose genannt – siehe Abschnitt 2.2) sein. Wenn z.B. rheumatische und Augenerkrankungen Tuberkulotoxikosen sein können, warum, so meinen andere Spenglersan-Therapeuten, sollen nicht auch Asthma, ein Magengeschwür*, eine Migräne u.a. Erscheinungsformen einer Bakteriotoxikose sein, also irgendeine latente Infektion als Ursache haben? *Spengler* selbst behauptete, außer den sogenannten Eigengiften gäbe es auch *Erbgifte*, diaplazentar vererbt von den Vorfahren.

Robert Koch trat mit seiner Entdeckung des Tuberkulose-Erregers am 24.03.1882 an die Öffentlichkeit. Als diagnostisches Mittel war das von *Hoechst* vertriebene Tuberkulin, 1890 entwickelt, von Anfang an anerkannt, aber das erhoffte Therapeutikum wurde es nicht. Im Gegenteil, der vermeintlich überschwengliche Triumph wurde bald zur Enttäuschung. Von *Carl Spengler* liegt ein von Schülern und Freunden herausgegebener Sammelband

„Tuberkulose – und Syphilis-Arbeiten"

anläßlich seines 50. Geburtstages vor, der wohl als Übergang vom eher enttäuschenden Tuberkulin zu einer höchst wirksamen Substanzreihe – den Spenglersanen – betrachtet werden kann. Dort sind in Nachdruck die meisten seiner hochwissenschaftlichen Publikationen in der Dtsch. Med.Wschr. im Original wiedergegeben – eine Fundgrube für den, der den Weg vom heutigen Spenglersan zu den Uranfängen rückwärts gehen will.

---

* Das heute mit der Erregertheorie in Form des Campylobacter pylori wieder in einem ganz anderen Licht erscheint!

Much (Arzt und Mensch) zitiert ein Wort, dessen Herkunft *v. Behring* zugeschrieben wird: *„Die Lungenschwindsucht ist das Ende eines schon dem Säugling an der Wiege gesungenen Liedes."* – **Also wieder die „Erbbelastung"!**

1.1 PERSÖNLICHKEITEN UM DIE SPENGLERSAN-ENTWICKLUNG

1.1.1 Robert Koch

(geb. 11.12.1843 in Clausthal-Zellerfeld,
gest. am 27.05.1910 in Baden-Baden)

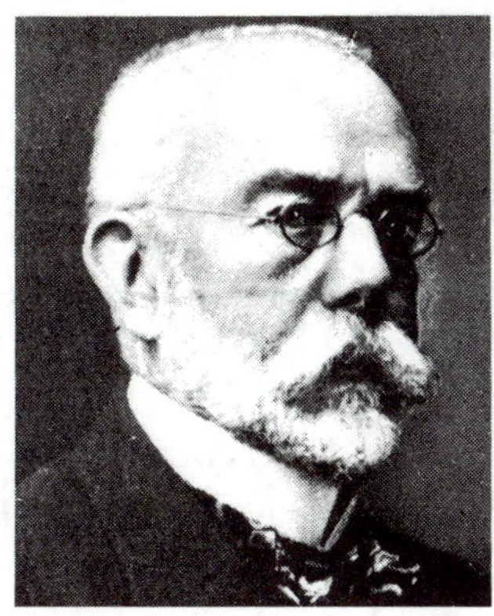

Abb. 1:
Robert Koch

(Wir folgen hier *Isaac Asimovs* „Biographische Enzyklopädie der Naturwissenschaften und der Technik")

„*Koch* legte seine medizinische Abschlußprüfung 1866 an der Universität Göttingen ab; zu seinen Lehrern gehörten u.a. *Wöhler* und *Henle*. Nach dem Krieg 1870/71, an dem er als Feldarzt teilnahm, ließ er sich als Landarzt in der Nähe von Breslau in Schlesien nieder.

Als unter dem Vieh eine Milzbrandepidemie ausbrach, untersuchte *Koch* die Krankheit. Mit großer Sorgfalt isolierte er 1876 aus der Milz von infizierten Tieren den Anthraxerreger, ein Bakterium, übertrug es nacheinander auf eine Reihe von Mäusen und isolierte es dann erneut aus dem letzten Versuchstier. Dabei lernte er das Anlegen von Bakterienkulturen, außerhalb des lebenden Organismus im Blutserum bei 37°C: Damit konnte er den gesamten Lebenszyklus eines Anthraxbazillus und die

Resistenzbildung verfolgen. *Koch* legte seine Arbeit dem Bakteriologen *Cohn* an der Universität Breslau vor. *Cohn* war begeistert und sorgte für die Publikation des Forschungsberichts.

Koch wurde nach und nach berühmt, verlegte sein Labor nach Berlin und entwickelte zwei neue überaus wichtige Techniken. Zunächst benutzte er die seit *Perkin* synthetisierbaren Anilinfarbstoffe, um zur Erleichterung der Untersuchungen Bakterien anzufärben. (Ungefärbte Bakterien sind glasklar durchsichtig und sehr schwer zu erkennen.)

Außerdem ging *Koch* nach seinen Erfahrungen mit dem Anlegen von Bakterienkulturen außerhalb des Organismus in Flüssigkeiten zur Verwendung von gelatineartig festen Nährmedien über; Agar-Agar, ein aus Meerespflanzen gewonnenes Kohlenhydrat, eignete sich in Verbindung mit Nährbouillon besonders gut für den Zweck. Am Anfang benutzte *Koch* flache Glasplatten, aber sein Assistent *Julius Richard Petri* ersetzte sie 1887 durch flache Glasschalen mit Deckeln. Seither werden nur noch ‚Petri-Schalen' benutzt.

Auf solchen gel-artigen Nährböden konnten sich Bakterien nicht bewegen, so daß ein auf einer Stelle festsitzendes Bakterium sich immer wieder teilte und eine Gruppe von Nachkommen bildete, woraus sich ein homogener Bakterienrasen zusammensetzte. Diese Bakterien konnten dann Tieren überimpft werden, oder von bestimmten Stämmen ließen sich wieder neue Kolonien züchten. In Flüssigkeit dagegen waren viele verschiedenartige Bakterien miteinander vermischt; eine Trennung war zeitraubend und schwierig. *Kochs* feste Nährsubstrate ermöglichten systematische Untersuchungen und machten unter anderem *Pasteurs* spätere bakteriologisch – epidemiologische Forschung möglich.

Koch setzte auch Kriterien für die sachgerechte und genaue Identifizierung der Ursachen einer Krankheit fest. Der Mikroorganismus mußte im kranken Tier gefunden werden. Nach Aufwachsen einer Kultur mußte der Erreger ein gesundes Tier infizieren können. Das neu erkrankte Tier mußte die gleichen Bazillen liefern wie die aus dem kranken Tier.

Mit Hilfe dieser Regeln und Techniken isolierte *Koch* die spezifischen Erregerbakterien einer Reihe von Krankheiten. Der Höhepunkt seiner Karriere war 1881 die Entdeckung des Tuberkelbazillus, des viel gefürchteten Erregers der Tuberkulose. (Später suchte er nach einem Heilmittel und glaubte 1890 es gefunden zu haben; aber seine Hoffnung erwies sich verfrüht.)

Die Berliner Klinische Wochenschrift erscheint jeden Montag in der Stärke von wenigstens 1½ Bogen gr. 4. Preis vierteljährlich 6 Mark. Bestellungen nehmen alle Buchhandlungen und Post-Anstalten an.

Einsendungen wolle man portofrei an die Redaction (W. Königgrätzerstrasse 123.) oder an die Verlagsbuchhandlung von August Hirschwald in Berlin (N.W. Unter den Linden 68.) adressiren.

BERLINER KLINISCHE WOCHENSCHRIFT.

Organ für practische Aerzte.

Mit Berücksichtigung der preussischen Medicinalverwaltung und Medicinalgesetzgebung nach amtlichen Mittheilungen.

Redacteur: Professor Dr. C. A. Ewald. Verlag von August Hirschwald in Berlin.

Montag, den 10. April 1882. № 15. Neunzehnter Jahrgang.

I. Die Aetiologie der Tuberculose.

(Nach einem in der physiologischen Gesellschaft zu Berlin am 24. März cr. gehaltenen Vortrage.)

Von

Dr. **Robert Koch**,

Regierungsrath im Kaiserl. Gesundheitsamt.

Die von Villemin gemachte Entdeckung, dass die Tuberculose auf Thiere übertragbar ist, hat bekanntlich vielfache Bestätigung, aber auch anscheinend wohlbegründeten Widerspruch gefunden, so dass es bis vor wenigen Jahren unentschieden bleiben musste, ob die Tuberculose eine Infectionskrankheit sei oder nicht. Seitdem haben aber die zuerst von Cohnheim und Salomonsen, später von Baumgarten ausgeführten Impfungen in die vordere Augenkammer, ferner die Inhalationsversuche von Tappeiner und Anderen die Uebertragbarkeit der Tuberculose gegen jeden Zweifel sicher gestellt und es muss ihr in Zukunft ein Platz unter den Infectionskrankheiten angewiesen werden.

Wenn die Zahl der Opfer, welche eine Krankheit fordert, als Massstab für ihre Bedeutung zu gelten hat, dann müssen alle Krankheiten, namentlich aber die gefürchtetsten Infectionskrankheiten, Pest, Cholera u. s. w. weit hinter der Tuberculose zurückstehen. Die Statistik lehrt, dass $^1/_7$ aller Menschen an Tuberculose stirbt und dass, wenn nur die mittleren productiven Altersklassen in Betracht kommen, die Tuberculose ein Drittel derselben und oft mehr dahinrafft. Die öffentliche Gesundheitspflege hat also Grund genug, ihre Aufmerksamkeit einer so mörderischen Krankheit zu widmen, ganz abgesehen davon, dass noch andere Verhältnisse, von denen nur die Beziehungen der Tuberculose zur Perlsucht erwähnt werden sollen, das Interesse der Gesundheitspflege in Anspruch nehmen.

Da es nun zu den Aufgaben des Gesundheitsamtes gehört, die Infectionskrankheiten vom Standpunkte der Gesundheitspflege aus, also in erster Linie in Bezug auf ihre Aetiologie, zum Gegenstand von Ermittelungsarbeiten zu machen, so erschien es als eine dringende Pflicht, vor Allem über die Tuberculose eingehende Untersuchungen anzustellen.

Das Wesen der Tuberculose zu ergründen, ist schon wiederholt versucht, aber bis jetzt ohne Erfolg. Die zum Nachweis der pathogenen Microorganismen so vielfach bewährten Färbungsmethoden haben dieser Krankheit gegenüber im Stich gelassen und die zum Zwecke der Isolirung und Züchtung des Tuberkel-Virus angestellten Versuche konnten bis jetzt nicht als gelungen angesehen werden, so dass Cohnheim in der soeben erschienenen neuesten Auflage seiner Vorlesungen über allgemeine Pathologie „den directen Nachweis des tuberculösen Virus als ein bis heute noch ungelöstes Problem" bezeichnen musste.

Bei meinen Untersuchungen über die Tuberculose habe ich mich anfangs auch der bekannten Methoden bedient, ohne damit eine Aufklärung über das Wesen der Krankheit zu erlangen. Aber durch einige gelegentliche Beobachtungen wurde ich dann veranlasst, diese Methoden zu verlassen und andere Wege einzuschlagen, die schliesslich auch zu positiven Resultaten führten.

Das Ziel der Untersuchung musste zunächst auf den Nachweis von irgend welchen, dem Körper fremdartigen, parasitischen Gebilden gerichtet sein, die möglicherweise als Krankheitsursache gedeutet werden konnten. Dieser Nachweis gelang auch in der That durch ein bestimmtes Färbungsverfahren, mit Hülfe dessen in allen tuberculös veränderten Organen characteristische, bis dahin nicht bekannte Bacterien zu finden waren. Es würde zu weit führen, den Weg, auf welchem ich zu diesem neuen Verfahren gelangte, zu schildern und ich will deswegen sofort zur Beschreibung desselben übergehen.

Die Untersuchungsobjecte werden in der bekannten, für Untersuchungen auf pathogene Bacterien üblichen Weise, vorbereitet und entweder auf dem Deckglas ausgebreitet, getrocknet und erhitzt, oder nach Erhärtung in Alkohol in Schnitte zerlegt. Die Deckgläschen oder Schnitte gelangen in eine Farblösung von folgender Zusammensetzung. 200 Ccm. destillirten Wassers werden mit 1 Ccm. einer concentrirten alcoholischen Methylenblau-Lösung vermischt, umgeschüttelt und erhalten dann unter wiederholtem Schütteln noch einen Zusatz von 0,2 Ccm. einer 10 % Kalilauge. Diese Mischung darf selbst nach tagelangem Stehen keinen Niederschlag geben. Die zu färbenden Objecte bleiben in derselben 20 bis 24 Stunden. Durch Erwärmen der Farblösung auf 40° C. im Wasserbade kann diese Zeit auf $^1/_2$ bis 1 Stunde abgekürzt werden. Die Deckgläschen werden hierauf mit einer concentrirten wässrigen Lösung von Vesuvin, welche vor jedesmaligem Gebrauche zu filtriren ist, übergossen und nach ein bis zwei Minuten mit destillirtem Wasser abgespült. Wenn die Deckgläschen aus dem Methylenblau kommen, sieht die ihnen anhaftende Schicht dunkelblau aus und ist stark

Abb. 2 : (Berliner Klinische WSchr. 10.04.1882)

1883 reiste er nach Asien, um sich mit Pest und Cholera zu beschäftigen, und nach Afrika zu Beobachtungen über die Schlafkrankheit. Für seine Entdeckung der Choleravibrionen erhielt er einen Staatspreis im heutigen Wert von etwa 100 000 Mark und wurde 1885 an der Universität Berlin zum Professor für Hygiene ernannt. Während der Jahre 1897 – 1906 konnte er nachweisen, daß Pest durch einen Rattenfloh übertragen wurde; der Überträger der Schlafkrankheit war die Tsetse-Fliege. Neben *Laverans* und *Ross'* Arbeiten verweisen *Kochs* Untersuchungen auf neue Methoden der Krankheitsbehandlung. Statt einer direkten Bekämpfung der Erreger selbst konnte das Überträgerinsekt bekämpft werden. Der Erreger selbst ist hilflos (und der menschliche Organismus nicht in Gefahr), wenn der Überträger vernichtet oder außer Gefecht gesetzt werden kann.

Eine ganze Generation von Bakteriologen lernte und arbeitete bei *Koch*. Dazu gehören *Gaffky*, *Kochs* Begleiter auf seinen Asienreisen, und *Kitasato*. Auch die Nobelpreisträger *Behring* und *Ehrlich* gehörten früher einmal zu *Kochs* Assistenten. 1905 erhielt *Koch* hauptsächlich für seine Untersuchungen über die Tuberkulose den „Nobelpreis für Medizin und Physiologie."

1.1.2 Carl Spengler

(geb. 30.06.1860 in Davos
gest. 15.09.1937 in Davos)

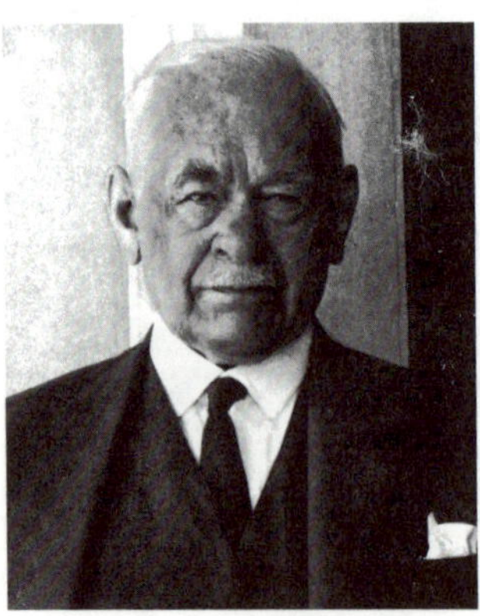

Abb. 3:
Dr. med. Carl Spengler

Auf der 15. Bad Godesberger Ärztetagung berichtete, aus Anlaß seines 100. Geburtstages, Frau Dr. *Gertrud Bergmann* (Lübeck) über die Lebensdaten und wichtigsten Ereignisse dieses bemerkenswerten Forschers.

„Auf dem äußeren Lebenswege *Carl Spenglers*, der am 30.06.1860 in Davos geboren wurde und am 15.09.1937 dort verstorben ist, gibt es nur wenige Stationen seines Wirkens, aber welche Fülle von Erfolgen, Kämpfen, Enttäuschungen schließt dieses Forscherleben ein. Zürich – Heidelberg – Straßburg – Berlin – Davos waren Stätten seiner ärztlichen Tätigkeit. Er war als Korpstudent (er gehörte dem Heidelberger Korps Suevia an) ein begeisterter und hervorragender Fechter. Sein Leben lang hat er sich sportlich betätigt. Er war auch ein guter Ski- und Schlittschuhläufer, und der von ihm gestiftete Spengler-Pokal wird heute noch alljährlich in Davos umkämpft als eine begehrte Eishockey-Trophäe. Bis ins hohe Alter spielte *Spengler* Tennis und übte den Schießsport aus. Dem Sport verdanke er nicht zuletzt die Gesundheit seines Leibes und seiner Seele. Sein Vater, *Alexander Spengler*, hatte Davos als Lungenkurort entdeckt und so verwundert es uns nicht, daß sein Sohn, der wie so mancher junger Mediziner seine Laufbahn als Chirurg begann, sich speziell mit der Lungenchirurgie befaßte. 1890 hielt *Carl Spengler* in Bremen auf der Gesellschaft Deutscher Naturforscher und Ärzte einen Vortrag über das Thema: ‚Zur Behandlung starrwandiger Höhlen in der Lungenphthise'. Im alten *Dornblüth* steht unter dem Stichwort *‚extrapleurale Thorakoplastik* (*C. Spengler* 1890)'. Damals also schon arbeiteten Vater und Sohn mit einer Methode, die nachher von *Sauerbruch* weiter entwickelt und auch allgemein bekannt gemacht wurde. Als uns *Sauerbruch* in der Charité Wintersemester 1929/30 anläßlich einer Demonstration eines durch Thorakoplastik geheilten Lungentuberkulösen sagte: ‚Meine Damen und Herren, Sie erleben hier ein Stück Geschichte der Chirurgie', und uns die ganze Entwicklung der Thorakoplastik von *Quincke* 1888 an bis zu ihm selbst vor Augen führte, ist der Name *Carl Spengler* nicht gefallen. Meines Erachtens, und das will ich gleich hier vorwegnehmen, gehörte *Spengler* zu den Großen unter den Forschern, die säen ohne wahrhaft ernten zu dürfen. Intuitiv und genial, wie der Geist dieses Arztes gewesen ist, konnte *Spengler* aber nicht bei einer Methode der Behandlung tuberkulöser Kranken stehen bleiben. – ‚Wir können die Behandlung auf chirurgischem Wege nur unterstützen' – hatte er auf dem Kongreß in Bremen bereits gesagt. Er beschäftigte sich nun, wie auch sein

Vater, mit der Erprobung des von *Robert Koch* entwickelten Tuberkulins an seinen Patienten in Davos. Im Jahre 1892 erschien eine Arbeit aus seiner Feder: ‚Therapeutische und diagnostische Resultate der Tuberkulinbehandlung bei 41 Lungenkranken.' – *Robert Koch* holte sich den jungen Davoser Arzt nach Berlin. Nachdem *Spengler* dort mit *v. Behring*, dem Japaner *Kitasato* und anderen Forschern, deren Namen heute schon jeder Medizinstudent kennt, zwei Jahre zusammengearbeitet hatte, ging er im Einverständnis von *Robert Koch* (gleichzeitig, um die Tuberkulinwirkung im Höhenklima auszuprobieren) wegen stärkster Praxiserweiterung seines Vaters wieder nach Davos zurück. *Spengler hat sich stets zur Koch*schen *Immunitätslehre bekannt*, die er durch eifriges Studium weiter entwickeln konnte. In der Festzeitschrift zum 60. Geburtstag *Robert Kochs* erschien seine Arbeit: ‚Klassenstadien. – Einteilung der Lungentuberkulose und Phthise und über Tuberkulosebehandlung.' – Wahrheitsliebend und kompromißlos hat *Spengler* sich aber auch nicht gescheut, Kritik an dem Tuberkulin *Kochs* zu üben, nachdem er erfahren hatte, daß durch ein von ihm entwickeltes *Perlsucht-Tuberkulin* weniger Allgemeinreaktionen und Fieberanstiege auftraten, als durch das Tuberkulin *Robert Kochs*, welches *Spengler* schon damals in seiner Wirkung abschwächte, indem er es nicht subkutan wie *Koch*, sondern *perkutan anwandte*. Diese Methode fand ihren ersten Niederschlag in einer bereits 1904 in der DMW veröffentlichten Arbeit: ‚Ein neues immunisierendes Heilverfahren der Lungenschwindsucht mit Perlsucht – Tuberkulin.' – Dort ist aber auch zu lesen: ‚*Diese Methode ist die Einreibemethode*, die *perkutane Tuberkulinanwendung*, die ich schon wiederholt beschrieben und für die *schwersten Fälle akuter Tuberkulose und Phthsie zur Herabsetzung der Giftempfindlichkeit empfohlen habe. Die Einreibemethode ist bei akuter Tuberkulose der Kinder das* **einzige Verfahren** (vom Autor hervorgehoben!), *mit welchem man das tuberkulöse Fieber erfolgreicher zu bekämpfen vermag.'*

Wolff-Elberfeld betont in seinen von 1907-1909 veröffentlichten Arbeiten über die Therapie *Spenglers* deren Unschädlichkeit und den großen Vorteil der ambulanten Behandlungsmöglichkeit. *Starkloff* hebt nach seinen Erfahrungen an der Lungenheilstätte Belzig hervor, daß I.K. (so nannte *Spengler* sein Präparat) entschieden spezifisch wirkte, selbst fortgeschrittene Tuberkulöse in auffallend kurzer Zeit bessere und mittelschwere bis leichte Fälle ausnahmslos heilte. Ich könnte noch mehr deutsche Ärzte anführen, die I.K. mit Erfolg angewandt und sich lobend darüber geäußert haben. Ganz besonderen Anklang aber fand das Mittel im Ausland. So schreibt ein französischer Forscher aus Granville 1910: ‚*Carl Spengler hat uns mit seiner I.K. Therapie das allerwirksamste Heilmittel gegen Tuberkulose geschenkt, welches wir je kennengelernt haben!*'

Der Rigaer Arzt Dr. *Felix Lukon* berichtet 1911 über seine eigene Heilung und etwa 400 erfolgreiche Behandlungen mit I.K. Der russische Arzt *Awtokratow* im Gouvernement Perm, der in seiner Dorfambulanz 150 Tuberkulosefälle mit I.K. behandelte, schreibt in einer Petersburger Ärztezeitung: ‚*Dieses Mittel gibt fast keine Temperaturreaktionen, es nähert sich daher dem Ideal eines rein antitoxischen Serums. Die Immunkörper Carl Spenglers stellen ein mächtiges Mittel zur passiven Immunisierung dar.*' Prof. *Castaigne* schreibt im Journal Medical Francais 1914: ‚*Wir betrachten die Immunkörper von Carl Spengler als ein Heilmittel, welches berufen ist, im Kampf mit der Tuberkulose wirkliche Dienste zu leisten.*'

Müssen wir uns, wenn wir solche Urteile hören, nicht fragen, warum *Carl Spenglers* I.K. in Deutschland nicht in viel größerem Umfang angewandt wurde? Vielleicht gibt uns der Innsbrucker Prof. *von Hayek* eine Erklärung, wenn er 1917 in der MMW Kritikern des I.K. nachsagt ‚daß es sich hier um eine wissenschaftliche Streitfrage handelt, in der sich mehr subjektive Einflüsse geltend machen als es für die objektive Behandlung der Sache gut ist. Wer die Arbeiten *Carl Spenglers* überblickt, wird sich gewiß der Tatsache nicht verschließen können, daß I.K. aus jahrzehntelanger Forschung entstanden ist.'

Ferner hat *Carl Spengler* bereits in seiner Arbeit, die er 1902 in der Wiener M.W. veröffentlichte ‚Über das Kochsche TR und Tuberkulinbazillensplitter', wie seine Entdeckung der Sporenform der Tuberkulinbazillen bekannt gegeben, die viel später durch *Much* bestätigt und als *Much*sche Granula allgemein bekannt wurden. *Carl Spengler* war es ebenfalls vorbehalten, den Infektionsdualismus in der Tuberkulose zu erkennen. ‚Je aktiver die Tuberkulose, desto deletärer die Mischinfektion'. – Wenn *Hollos*, Budapest, später New York, bereits 1911 im Bergmann – Verlag, Wiesbaden, ein Buch herausgab über ‚Die Symptomatologie und Therapie der latenten und larvierten Tuberkulose' und später ganz eindeutig die Wirkung des I.K. auf Basedow, Anämie, Hysterie, Neurasthenie und Dysmenorrhoe beschreibt, so bekennt er sich damit zu der Auffassung, *daß viele Krankheiten eine bisher nie vermutete tuberkulotoxische Ursache haben*. Zu eben dieser Erkenntnis war *Carl Spengler* auf Grund eigener Forschung ebenfalls gekommen. Prof. *Ponçet* hat zu etwa derselben Zeit 1912 mit einer Arbeit ‚La tuberculose inflammatoire', in der er das Rheuma und andere Krankheiten unklarer Ursache auf tuberkulöse Intoxikationen zurückführt, *Hollos* und *Spenglers* Auffassungen bestätigt.

Wenn auch *Spenglers* Arbeiten über die Rolle der Syphilis in der Ätiologie der Tuberkulose noch nicht anerkannt sind, so ist doch zu erwähnen, daß der Tuberkulosearzt Prof. *Pottenger*, Californien, im Vorwort zu *Spenglers* Tuberkulose- und Syphilisarbeiten das tiefgründige wissenschaftliche Vorgehen *Spenglers* und seine Bereitwilligkeit, seiner Kollegenschaft alle seine Erkenntnisse im Laboratorium vorzuführen und dadurch zu beweisen, rühmt. *Spengler* brauchte keine Kritik zu scheuen, seine Erkenntnisse fand er nicht auf ausgetretenen Pfaden.

Es gelang *Carl Spengler* fernerhin der Spirochätennachweis im Blut. Seine Mitarbeiterin, eine von ihm geheilte Ärztin, stellte diese seine Untersuchungsmethoden unter Beweis, als sie auf dem Londoner Internationalen Kongreß 1913 über 144 Fälle von Spirochätennachweis, untersucht nach *Carl Spengler* in einem Pariser Laboratorium, berichtete, bei denen sie jeweils Paralleluntersuchungen mit der *Wassermann*schen Reaktion vorgenommen hatte und feststellen mußte, daß der Spirochätennachweis ungleich präziser ausfiel. Frau Prof. *Fuchs von Wolfring* hat in zahlreichen Veröffentlichungen und Vorträgen das Lebenswerk *Carl Spenglers* der Nachwelt übermittelt. In *Brauers* Beiträgen zur Klinik der Tuberkulose schreibt sie 1909 in einem Artikel ‚Zur Carl Spenglerschen Blutzellimmunität. Tuberkel- und Perlsucht – Präzipitine und Autopräzipitine im Blut des gesunden und tuberkulösen Menschen und deren Beeinflussung durch I.K. und Tuberkulin', – über die Erkenntnis *Spenglers*, daß nicht das Blutserum, sondern die roten Blutkörperchen die *Produzenten und Akkumulatoren der Immunkörper sind und diese erst je nach Bedarf an das Serum respektive Plasma abgeben*.

Der englische Bakteriologe *Fearis*, der ebenfalls als Patient zu *Spengler* gekommen war und in seinem Laboratorium die Forschungsergebnisse kennenlernte, wurde ein begeisterter Verfechter seiner Lehre. Er wandte die in Davos gelernte *Gram* – Färbemethode zur Diagnostik des Krebses in einem Londoner Hospital an und erwies deren Richtigkeit.

Die Resultate der Weiterentwicklung der immunologischen Präparate *Carl Spenglers* haben wir in den Spenglersan – Kolloiden A, G, K, R, T und nun D, Dx, Om, Deltox. Es bleibt noch zu erwähnen, daß *Carl Spengler* in *Jocosan* eine unschädliche, ausgezeichnete Jodtherapie entwickelt hat durch Bindung des Jod an Casein und ein besonderes Herstellungsverfahren. Wir danken einem gütigen Geschick, das *Paul Meckel*, wenn auch durch eine eigene schwere Lungentuberkulose, zu *Carl Spengler* brachte und so das Werk dieses genialen Forschers gewahrt, gemehrt und der Vergessenheit entrissen worden ist.

Wie *Carl Spengler*, der ein Arzt aus innerer Berufung gewesen ist, hilfreich und gütig minderbemittelte Patienten jederzeit umsonst behandelt, so hat auch *Paul Meckel*, und dafür sei ihm heute hier herzlich gedankt, immer wieder denen, die sich mit der Bitte um Zusendung seiner Heilmittel an ihn wenden, weil sie nicht in der Lage sind, sie sich zu kaufen, die Spenglersane in großzügiger Weise kostenlos zur Verfügung gestellt."

Im Deutschen Ärzteblatt kam (1984) ein interessanter Bericht von *R. Wallossek* (Odenthal) über „Carl Spengler: sein Engagement für Davos und die Medizin".

Aber auch seine Heimatgemeinde Davos brachte am 09.07.1969 einen Beitrag „Carl Spengler zum Gedenken" in der „Davoser Zeitung".

Zinzius, lange Jahre Referent der Godesberger Ärztetagungen schrieb in der „Erfahrungsheilkunde" Heft 9 (1960) einen Beitrag der Erinnerung.

1.1.3 Paul A. Meckel

(geb. 03.05.1881 in Elberfeld,
gest. 18.07.1962 in Bad Godesberg)

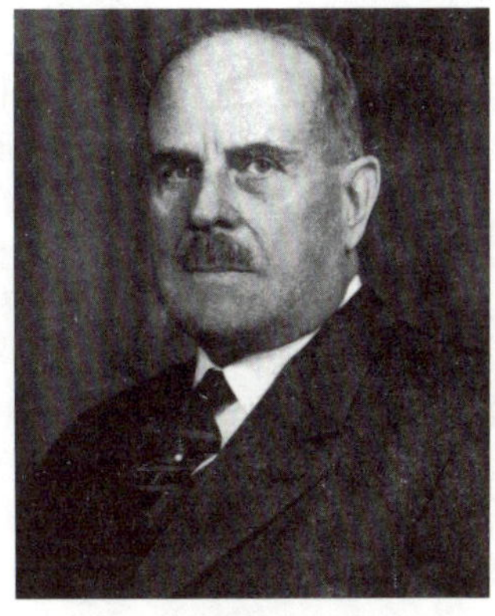

Abb. 4:
Paul A. Meckel

Persönliche Daten von *Paul A. Meckel* (maschinengeschriebene Niederschrift vom 21.05.1952; in Auszügen und im Originalzitat wiedergegeben)

Von *Paul A. Meckel* selbst liegen mir einige wenig bekannte persönliche Daten vor, die der Vergangenheit entrissen werden sollten. – „Im April 1905 mußte ich als hoffnungsloser Tuberkulosefall das Tuberkulose-Sanatorium Wehrwald bei Todtmoos aufsuchen. Da mein Zustand sich bis Oktober 1905 trotz strengster Einhaltung aller Vorschriften nicht im geringsten besserte und die Bazillen – *Gaffky*-Skala ständig den Wert 7-8 zeigte (Maximum der Skala ist 10), wollte ich auf Anraten meines Vetters, welcher ebenso krank gewesen war wie ich selbst und von *Carl Spengler* geheilt worden war, mich in dessen Behandlung nach Davos-Platz begeben. Der Wehrwalder Chefarzt schilderte mir aber *Carl Spengler* als absolut gewissenlosen Scharlatan und belegte ihn mit solch beleidigenden Ausdrücken, daß ich es zunächst vorzog, zu dem von ihm stärksten gerühmten Arztfreund, einem Hofrat X. zu gehen.

Dort angekommen vertiefte ich mich in alle Publikationen pro und contra *Spengler* (was mir in Wehrwald streng versagt worden war) und ersuchte aufgrund dieses Studiums den Herrn Hofrat, mich mit dem *Carl Spengler*schen Perlsuchttuberkulin zu behandeln. Um mich und meine Freunde, welche – genau wie Herrn Hofrath und einer seiner Assistenzärzte – meine Literaturstudien eifrigst verfolgt hatten, nicht als Patient zu verlieren, machte der Herr Hofrath mit, aber nicht mit den Mitteln von *Carl Spengler*, sondern mit Surrogaten, welche ohne dessen Erlaubnis von einem bedeutenden Pharmakonzern nachgemacht worden waren, also mit deren Perlsuchttuberkulin. Zumal da auch die Dosierungen und Intervalle von Herrn Hofrath falsch gewählt worden waren, begab ich mich am 02.01.1906 in die Behandlung von *Carl Spengler* selbst. Dieser erkannte mein starkes Interesse an der Medizin (ich hatte sogar zwei Jahre vorher aus purem naturwissenschaftlichen Interesse auf der Sorbonne in Paris ein Semester Medizin studiert gehabt) und erlaubte mir schon nach einigen Tagen, in seinem Laboratorium mitzuarbeiten, und schon bald autorisierte er mich, den zu ihm kommenden Ärzten u.A. seine Bazillenfärbemethode zu demonstrieren und deren Ausdeutung zu erklären.

Schon Ende April 1906 waren meine Tuberkelbazillen aufgrund meiner wiederhergestellten Abwehrkraft sehr spärlich geworden und meist hüllengeschädigt. Ende Mai waren sie nicht mehr vorhanden. Da auch keine Lungengeräusche mehr vorhanden waren, war ich zu dieser Zeit schon völlig symptomfrei und so gesund, daß ich es mir als eifriger Sportsmann leisten konnte, am 25.05.1906 zusammen mit einem Schweizerischen Offizier (ich selbst war schon damals Freiballonführer) Davos im Freiballon zu verlassen. (Diese Fahrt war die erste überhaupt gemachte Alpenüberquerung.)

Seit dieser Zeit habe ich nie mehr Tuberkelbazillen gehabt, geschweige denn einen Rückfall erlitten! Den nächsten Winter (1906/07) verbrachte ich, finanziell vollkommen unabhängig, in Davos und arbeitete wiederum aus Passion im Labor Dr. *Carl Spenglers* und huldigte – wie auch schon im März 1906 mit Erlaubnis *Carl Spenglers* – sehr stark dem Bobsleigh-Sport.

Schon damals war ich in die Therapieprinzipien *Carl Spenglers* so gut eingearbeitet, daß er mich beauftragte, den vielen ihn damals besuchenden Ärzten dieselben zu erklären. Unter diesen befand sich auch Dr. med. *Josef Hollos* aus Szegedin (Ungarn), dem ich im Laufe von den nächsten Jahren einen sehr großen Teil meines Wissens gerade auf dem Spezialgebiet der ‚latenten und larvierten Tuberkulose' (diese Bezeichnung stammt von *Hollos*) zu verdanken habe, was um so wichtiger für mich war, weil es mir ohne diese Anfangskenntnis niemals geglückt wäre, die hauptsächlichsten Krankheitszusammenhänge in ihrer Ganzheit zu erkennen und daraufhin meine eigene Spenglersan-Gesamttherapie zu entwickeln. *Hollos* und Professor *Ponçet* haben dann zwar zu gleicher Zeit dieses Gebiet der entzündlichen Tuberkulose (‚Tuberculeuse inflammatoire') – diese Bezeichnung stammt von Prof. *Ponçet* – entdeckt, wie durch zahlreiche Publikationen dieser beiden Forscher feststeht.

Beide bewiesen dann in gemeinschaftlicher Weiterarbeit, wenn auch räumlich getrennt, ihre Erkenntnisse mit Hilfe der *Carl Spengler*schen Spezifika, also ‚ex juvantibus'. Da aber *Carl Spengler* als Sanatoriumsgegner und Entdecker von spezifischen Tuberkulosemitteln, welche auch im Tiefland und überall auf der Welt gebraucht werden konnten, aus finanziellen Gründen restlos totgeschwiegen und seine Mittel absolut boykottiert worden waren, gerieten die Erkenntnisse und Lehren von *Hollos* und von *Ponçet* völlig in Vergessenheit. *Carl Spenglers* Name wurde sogar nachträglich in den medizinischen Wörterbüchern ausgelassen, bis ich im Jahre 1936, in welchem mir *Carl Spengler* seine Interessen anvertraut hatte, die Erkenntnis der drei Forscher wieder aus der Vergangenheit herausriß und die in meiner Therapiemethode erzielten Erfolge durch die

Ärzte *Gotthelf Mueller*, *Wilhelm Beyer* und *Willy Bircher* und weitere zur Veröffentlichung brachte. Wieder völlig gesund geworden, versuchte ich nun ständig, meinem Lebensretter *Carl Spengler* durch meine Bestrebungen, große Firmen für den Vertrieb seiner Präparate zu finden, zu helfen."
Es folgen im Original die Meinungen damaliger Pharmakonzernchefs mit Pro und Contra. Eine Firma übernahm 1908 den Weltvertrieb, wurde aber in späteren Jahren von einer der großen Firmen jener Zeit selbst übernommen, und es blieb damit wieder beim Alten.
„Am 08.03.1939 wurde in Davos eine Fa. ‚ICA' (nach *Meckels* Darlegungen eine ‚Orthographie mangelhaft' – Definition, denn es sollte an ‚Carl Spenglers Immunkörper' erinnern) gegründet."
Einige weitere Passagen mit Übernahmegeldern, Devisenproblemen, Nachkriegsschwierigkeiten usw. scheinen mir nicht so interessant, weshalb ich auf die detaillierte Wiedergabe verzichte.
„Seit dem 06.08.1936 gab es eine Firma, die die Interessen in Form der von *Meckel* inaugurierten Bezeichnung ‚Spenglersan' in Form einer GmbH wahrnahm und die in Bern international unter der Nummer 95 045 geschützten Warenzeichen bekannten Präparate dann auch seit dem 09.04.1947 vertrieb."

War der Wohnort bis zur Ausbombung im März 1943 Berlin, so erfolgte schon in diesem Jahr eine Übersiedlung nach Konstanz. Der Firmensitz war von 1948 bis 1988 Bad Godesberg, dem Ort, an dem dann auch die meisten Aktivitäten der „Erfahrungsforscher", einer Definition von *Wernich* (1881), in das einmündeten, was wir heute imstande sind, über die Spenglersane und deren Wirksamkeit zu berichten.

Nach der Abfassung des obigen Beitrags kam ich noch in den Besitz einer Laudatio von *Misgeld* aus Anlaß seines 80. Geburtstags. In seinem Artikel als „Einleitung", hier in der Lebensübersicht als Schluß die von *Misgeld* zitierten Worte:

> „...noch eine andere Hoffnung.
> Es gibt eine medizinische Wahrheit, deren Kenntnis vielen Leidenden die Rettung bedeuten würde.
> Und daher ist es Pflicht, dieser Wahrheit zu dienen und ihr zum Sieg zu verhelfen!"
>
> *Van der Meersch* in
> „Leib und Seele"

2.0 Zur Anwendung der Spenglersane

„Heilerfolge sind bisher nur empirisch niedergelegt. Sie sind deshalb nicht unwissenschaftlich."

Mommsen

Der sich neu mit Spenglersan-Präparaten befassende Kollege ist zunächst erstaunt über die Applikationsmethode:

Alle Spenglersanpräparate werden transkutan zur Anwendung gebracht.

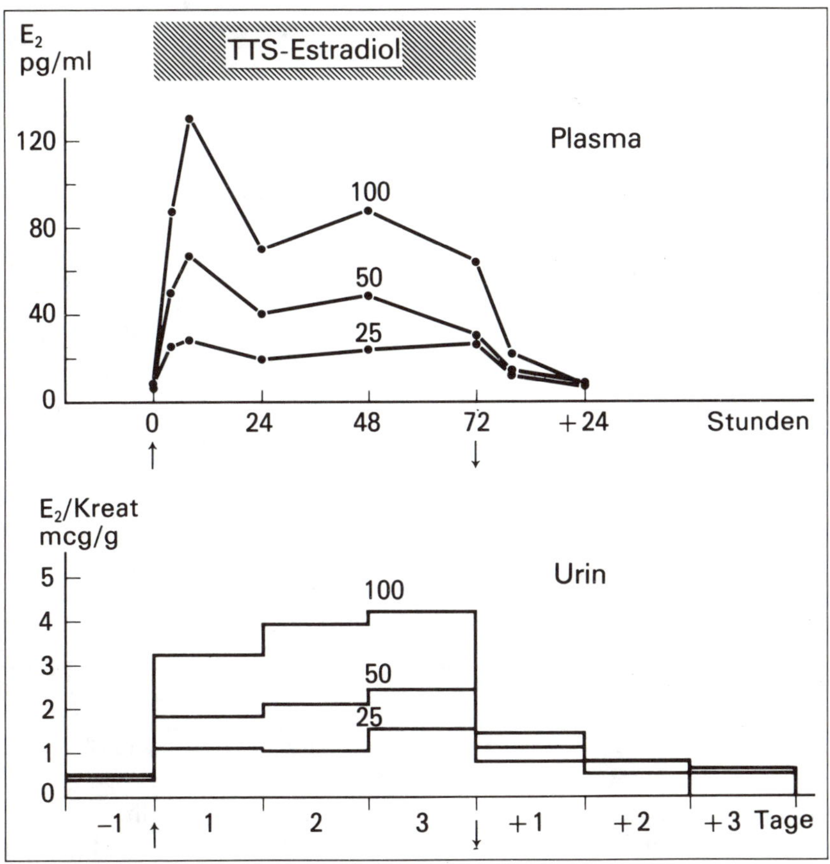

Abb. 5: Durchschnittliche Konzentration von Estradiol in Plasma und Urin. (aus *Agis F. Kydonieus/Bretner*)

Eine interessante, ältere Publikation liegt vom bekannten Pharmakologen *Bürgi* aus Bern (1942) vor, in der er in umfangreichen Versuchsreihen und Kurven die Durchlässigkeit der Haut – von außen nach innen – bewies.
Darüber ist früher viel gelächelt worden. Doch hat sich die Einstellung dazu aufgrund der inzwischen auch klinisch weit verbreiteten *transdermalen Applikation* (man liest auch viel vom TTS-System = **T**ranstherapeutisches **T**herapie **S**ystem) wesentlich geändert.

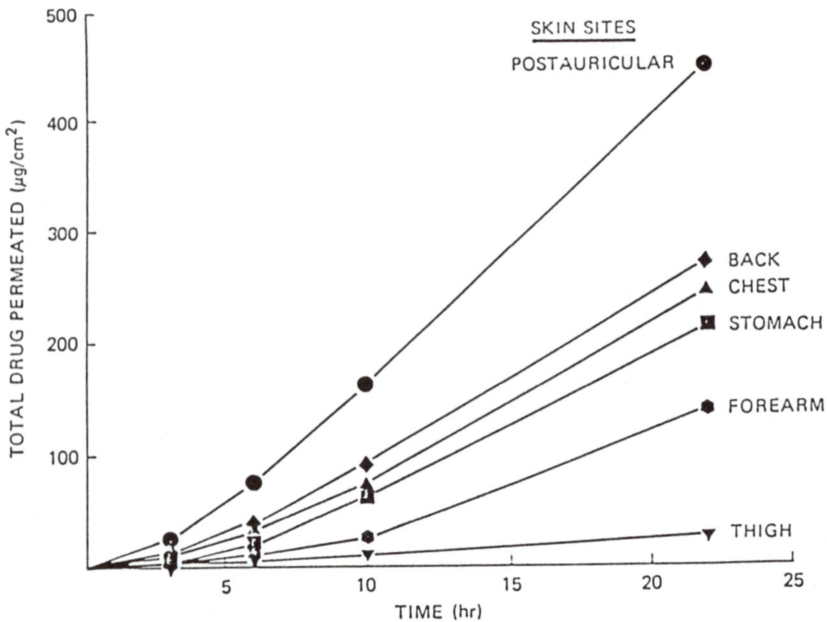

Abb. 6: Unterschiedliche Durchgängigkeit von Scopolamin in verschiedenen Körperregionen

Aus dem Jahre 1969 (*Reuter*, DMW) liegt eine interessante Publikation über die perkutane Absorption antibakterieller Substanzen vor.
„Intakte Haut ist für Fusidinsäure, Penicillin G, Ampicillin, Erythromycin und Tetracyclin. Durch Untersuchungen in excidierter Haut und an Stratum corneum wurden mit Hilfe radio- und mikrobiologischer Methoden folgende Permeationsraten bestimmt:

Natriumfusidat	2,2-2,7	%
Fusidinsäure	2,2-1,3	%
Penicillin G	1,52	%
Tetracyclin	0,28-0,34	%
Erythromycin	0,3	%
Ampicillin	0,1	%

Erwartungsgemäß wird die Permeabilität der antibakteriellen Substanzen durch Dimethylsulfoxid (DMSO) um den Faktor 5-8 erhöht."

Ein Schema von *Yie W. Chien* aus „Drugs of the future" stellt schematisiert die „topische" Freisetzung von Wirkstoffen dar.

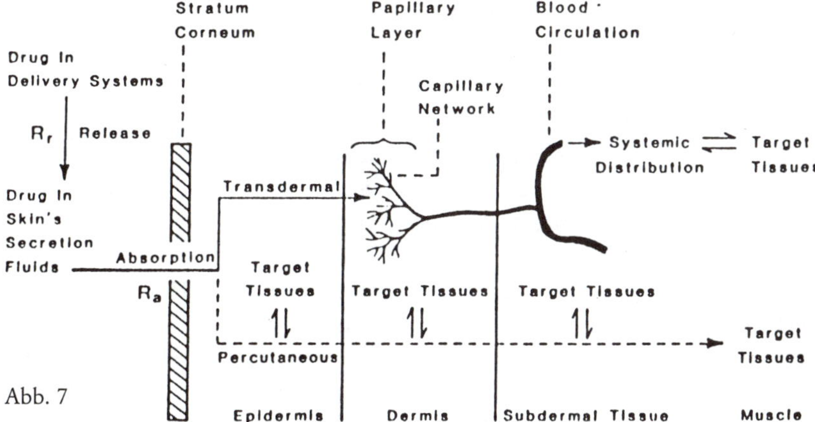

Abb. 7

Der Haut steht nach neueren Untersuchungen neben ihrer besonderen Bindegewebsfunktion ein schützender Wasser-, Lipid- und Säureschutzmantel zur Abwehr mechanischer und physikalisch-chemischer Schäden zur Verfügung.

Die Oberhaut (Epidermis) stellt somit einen aktiven immunologischen Zellverband dar, der das Immunsystem des Körpers auf verschiedene Weise beeinflussen kann.

Zu den spezifischen Immunzellen in der Haut gehören die *Langerhans*schen Zellen und die T-Lymphozyten. Die *Langerhans*schen Zellen durchziehen netzartig die Oberhaut. Sie machen etwa 3-4% der Oberhautzellen aus und stellen Freßzellen (sog. Makrophagen) dar, die Krankheitserreger und andere Partikel „auffressen" und in einem Verdauungsbläschen (Phagolysosom), wie in einem Magen verdauen. Die auf diese

Weise gewonnenen Informationen über „Aussehen" und „Kampfkraft" der Erreger, sozusagen den „Steckbrief" der Übeltäter, geben sie unter Vorzeigen ihrer eigenen „Dienstmarke" an sogenannte T-Lymphozyten weiter. Die hormonbildenden Zellen der Oberhaut, die sogenannten Keratinozyten, sondern eine Substanz (sog. TAF-Faktor = Interleukin-1) ab, welche die genannten T-Lymphozyten aktiviert.

Neben den genannten Zellen spielen weitere Abwehrzellen wie B-Lymphozyten und Plasmazellen und von ihnen gebildete Gegenstoffe (Antikörper, u.a. IgE-Antikörper) bei der spezifischen Immunabwehr in der Haut eine wichtige Rolle. Während Keratinozyten und *Langerhans*sche Zellen in der Oberhaut, sozusagen in vorderster Front agieren, laufen in den tieferen Bindegewebsschichten der Haut die unspezifischen Abwehrmaßnahmen der Makro- und Mikrophagen (neutrophile Granulozyten, Monozyten und Gewebemakrophagen) ab. Auch eosinophile Leukozyten spielen eine Rolle; oft wird deren Funktion von der gleichzeitigen IgE-Bildung durch eine Untergruppe der T-Lymphozyten, den sogenannten T-Helferzellen begleitet.

Es war also anzunehmen, daß auch durch die empirisch bekannte Wirkung der Spenglersane eine weitgreifende Mitreaktion des Immunsystems der Haut ausgelöst wird, auch wenn derzeitig der Nachweis darüber noch fehlt oder aussteht. Dies jedoch hat sich seit dem 31. August 1989 auch geändert, als *Rilling* auf die Idee kam, vor und im zeitlichen Abstand von 1, 2 und 3 Stunden *nach perkutaner Applikation* von (getestetem) Spenglersan den *Immunstatus von Patienten* zu kontrollieren.

Nach heutigem Stand der Erkenntnisse kann von einer nachweisbaren Wirkung auf das Immunsystem ausgegangen werden. Vergleiche Kapitel 7.1 (Immunprofil). Eine instruktive Darstellung ist "Elementa Dermatologica" (S. 186) entnommen und zeigt die funktionellen Zusammenhänge. Die Forschung der nächsten Jahre wird die Zusammenhänge – perkutane Resorption von Kolloiden, Antigenen (Toxinen), Antikörpern (Antitoxinen) in Abhängigkeit zur Körperregion, Hautdurchlässigkeit sowie Freisetzung oder Veränderungen der Wirkstoffe durch die Einreibung und einsetzende Transportmechanismen an einen Wirkort (Dienzephalon?) – noch zu erforschen und zu beweisen haben.

Altmann („Die Spenglersantherapie") führte aus:
„Die *perkutane Verabreichung* verspricht einen besonderen Erfolg. Fraglos werden experimentelle und laboratoriumsmäßige Untersuchungen

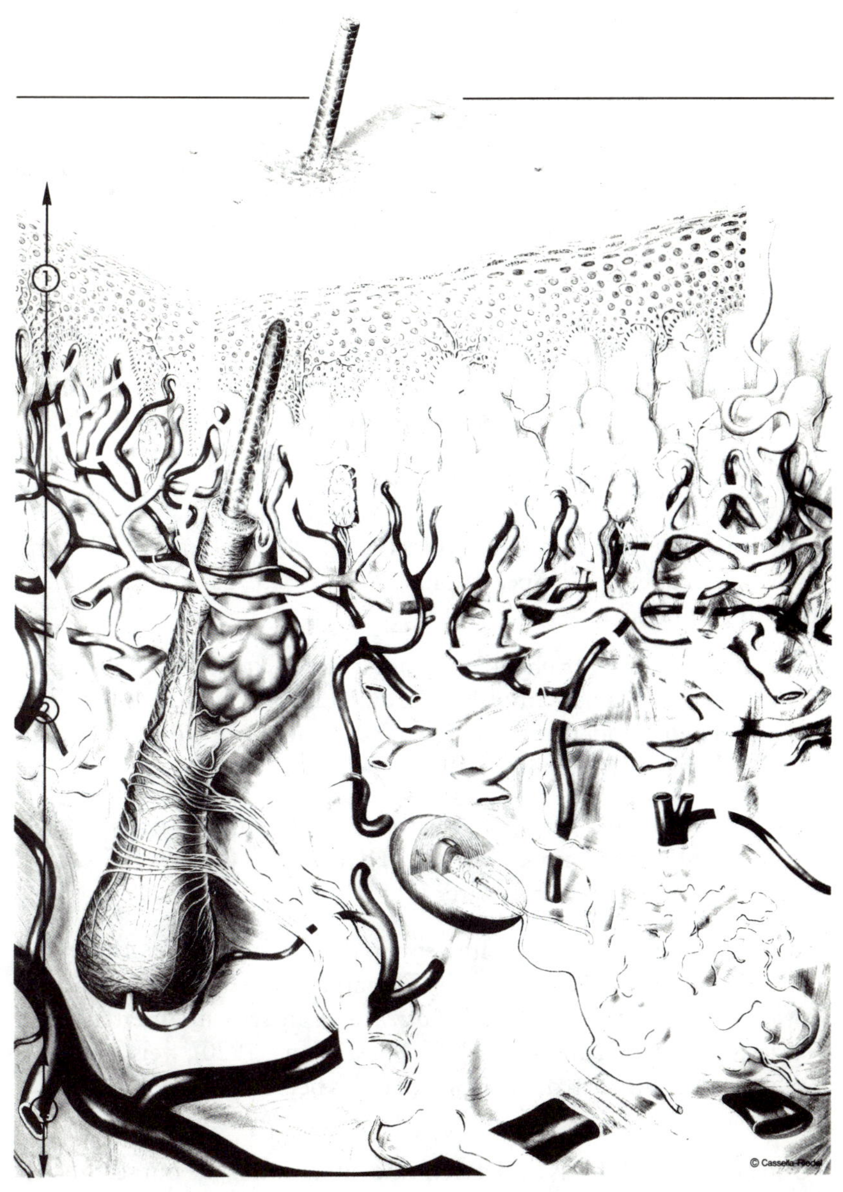

Abb. 8 (entnommen aus Elementa derunatologica, mit freundlicher Genehmigung von Casella-Riedel Pharma GmbH, Frankfurt)

für die Zukunft notwendig sein. Immerhin stehen die jahrzehntelang bekannten klinischen Erfolge der Spenglersan-Medikation in der Praxis den fallweise geäußerten Zweifeln der wissenschaftlichen Berechtigung gegenüber."

Interessanterweise wird in *Ars medici*

1916 von *Somoggyi* „über überraschende Erfolge mit den *Spengler*schen I.K. (Immunkörpern)", aber dem Text nach in Form von Injektionen, berichtet.

1917 rühmt *H. v. Hayek* die injizierbare Form, von der Wirkung der *Spengler*schen I.K. (Immunkörper), besonders bei hochfebrilen Tuberkulosen, berichtet, aber auch von einem – im Original derzeit nicht greifbaren Werk – von *Castaigne* („über Nierentbc. und *C. Spenglers* IK. Beh.", Davos, Verlag Eberle, 1916) in dem „wertvolle Anhaltspunkte" zu finden wären (auch Lit. in MMW, Nr. 2 (1917).

Auch 1921 wird in *Ars Medici* (Nr. 12, S. 558) von *Plaschke*, Chefarzt des K.u.K. Tuberkulose-Spezialspitals Pettau, von ganz erstaunlichen Heilerfolgen berichtet.

„Behandlung: ‚einschleichend', Technik: die bekannten 7 Lösungen, selbst bereitet mit ½ % Karbolsäurelösung. Endzweck: nicht hohe Toleranz anstreben, sondern mit geringen Konzentrationen die individuell beste Wirkung zu erreichen suchen!"

1922 wird über die *Spengler*sche Färbung mit Pikrinsäure in *Ars Medici* H. 3b berichtet, mit Hinweis auf die „Therapie der Gegenwart" (1917), wo die Methodik angegeben wird.

Mit dem Jahr 1922 enden Hinweise in der genannten *Ars Medici* mit dem Hinweis (H. 6. S. 283) „daß die Therapie mit *Spengler*schen I.K. *völlig* wertlos sei, wie der Autor *E. Löwenstein*, in seinem zitierten Buch „Vorlesungen über Tuberkulose" *G. Fischer*, Jena, 1920), weist aber vorsorglich darauf hin, daß das Präparat (damals bei Kalle & Co, Bieberich a. Rh.) erhältlich sei:

– Und als letzter Hinweis findet sich eine Literaturangabe mit reichlicher Kasuistik von *E. Wein* "Feststellung und Behandlung der tuberkulösen Infektion mittels antitoxischer Heilkörper", 1918 (o. Ortsangabe).

2.1 Anwendung aufgrund der Anamnese (vgl. tabellarische Darstellung S. 50)

Zur Zeit der Abfassung dieses Manuskriptes erscheint in einer bekannten Zeitung die Krankengeschichte eines Patienten: Jetzt muß man nur noch diese Anamnese in „die maskierte Tuberkulose" umfunktionieren, dann sieht das so aus:

mit 19-29	Jahren	Lungentuberkulose
		3 ½ Jahre Krankenhausaufenthalt
mit 46	Jahren	Nierensteinentfernung
mit 49	Jahren	Schwächeanfall während Wahlveranstaltung (Kreislauf)
mit 52	Jahren	Herz-Rhythmusstörungen während Sitzung
mit 60	Jahren	nächtl. Rückenschmerzen (Verdacht auf Herzinfarkt)
mit 59	Jahren	Anfall während Parlamentsitzung
mit 61	Jahren	Schwächeanfall in der Öffentlichkeit
mit 62	Jahren	Harnleiteroperation
mit 62	Jahren	Herzinfarkt

Aber – wenn man nur darauf achtet – es geben sich unzählige Hinweise für das Vorliegen *„hereditärer Belastungen"*.

Eine Patientin mit klinisch gesichertem *myeloproliferativem Syndrom* bringt folgende Anamnese:

1956	Tonsillektomie
1957	Polypenoperation
1966	Korrektur der Nasenscheidewand
1968	Lungen – bds. Rippenfellentzündung
1974	Pyelonephritis
1975	Operation Darm-Scheidenfistel
1979	Blinddarmoperation
1983	Totaloperation (Gebärmutter)
1983	Zyste (Speicheldrüse)
1985-87	mehrfache Knochenmarkspunktionen
1987	Trigeminusneuralgie re.

Eine andere Patientin hat folgende Anamnese:

1949	Tonsillektomie
1952	Appendektomie
1969	Eileiterschwangerschaft
1972	Abrasio (Polypentfernung)
1973	Darmverschluß (Operationen)
1983	Urologischer Eingriff
1985	Struma

Doch liegt in diesen Anamnesen *„gemeinsames"* vor; leider bis heute viel zu wenig beachtet, nämlich als gemeinsame Grundlage dieser „Belastung" in Form der *„maskierten Tuberkulose"*, und dies rechtfertigt eine spezielle Betrachtung.
Was geschieht sonst im täglichen Routinebetrieb:
Es werden operiert:

Myome,	Appendizitiden,
Hernien,	Tonsillen,
Strumen,	Venenerweiterungen,
Hämorrhoiden,	Prostatahypertrophien,
Divertikulitiden	Steinbildungen in Galle und Niere,

um nur einige Erkrankungen zu nennen, aber welcher operativ tätige Kollege sieht noch konstitutionell-hereditäre Zusammenhänge zwischen

> Appendix und Tonsillen
> Myopie und Asthma bronchiale
> oder
> endogenem Ekzem (modern formuliert der „Neurodermatitis"?)
> Aber auch
> zwischen Struma und Myom oder Prostatahypertrophie
> bestehen Zusammenhänge!

Im übrigen sieht auch die Klinik Zusammenhänge zwischen Diabetes mellitus – Übergewicht (Adipositas) – Infekten – Hyperlipoproteinämien – Lebererkrankungen – Nierenerkrankungen – Durchblutungskrankheiten – Verschlußkrankheiten – Hypertonien – Herzinsuffizienzen – Infarkten – Hyperurikämien – Gicht.

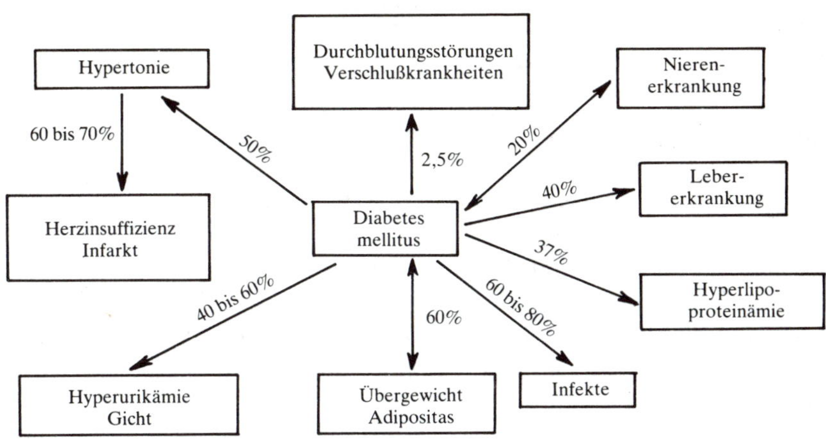

Abb. 9: (Kellner, Der praktische Arzt 8/82)

Und zwischen Hyperlipoproteinämien – Hyperurikämien (Gicht) – Arteriosklerosen – Gefäßschäden – Nierenerkrankungen – Fettleber – Hypertensionen – Übergewicht – Diabetes mellitus

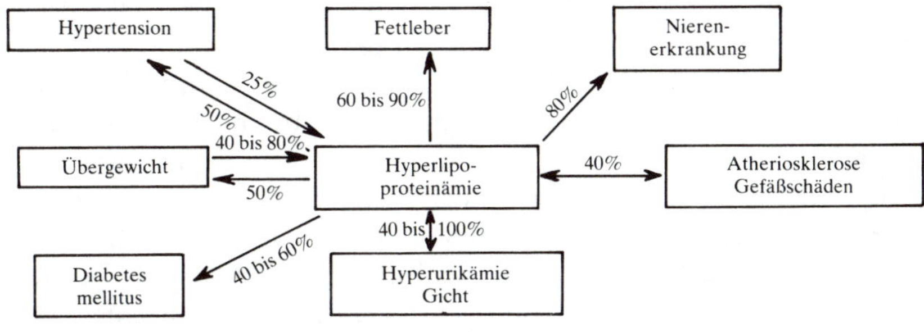

Abb. 10: (Kellner, Der praktische Arzt 8/82)

und Hypertonien – Hyperurikämien – Harnwegsinfekten – Diabetes mellitus – Hyperlipoproteinämie

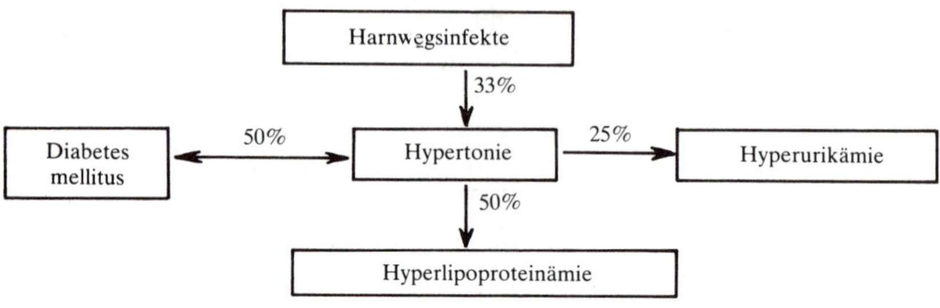

Abb. 11: (Kellner, Der praktische Arzt 8/82)

Schwarz führt in seinem Spenglersan-Test aus, daß D und Dx mehr diagnostischen Charakter hätten, K und Om jedoch mehr als Therapeutika benutzt würden. Sicher fährt man am besten, wenn man sich bei „grippalen Infekten" (und entzündlichen Prozessen allgemeiner Art) einmal von der Wirkung des Spenglersan G am schnellsten überzeugen läßt und sich dann erst mit den anderen Spenglersanen auseinandersetzt und/oder befreundet.

Raven führt aus:

„*Schulz* beschreibt die Entstehung der von ihm so benannten ‚Tuberkulose-Allergie' wie folgt: ‚Bei der tuberkulösen Ansteckung, die hauptsächlich durch die Atmungswege erfolgt, werden die Tuberkelbazillen zunächst im Lymphdrüsensystem aufgefangen, und hier ist die erste Stelle, wo der tuberkulöse Herd festgestellt werden kann. Im Kindesalter sind es meist die äußeren Lymphknoten (Hals-, Axillar-, Kubitaldrüsen), bei den Erwachsenen die intrathorakalen, Bronchial- respektive Hilusdrüsen. In den Lymphdrüsen kommt es zum Abwehrkampf, wobei die Tuberkelbazillen von den Abwehrstoffen des Körpers abgebaut werden. Es werden Endotoxine frei, und sowohl diese als auch die zerfallenen Tuberkelbazillen stellen das Tuberkulin dar. Zusammen mit den Zerfallsprodukten des körpereigenen Eiweißes der im Abwehrkampf geschädigten Körperzellen bilden sie das endogene Allergen, das als Antigen im Körper die Antikörperbildung auslöst. Schließlich kommt es zu einer Antigen-Antikörper-Reaktion. In dieser allergischen Reaktion besteht die Abwehr. Es braucht also jetzt bei einer Infektion nicht zu einer Tuberkuloseerkrankung zu kommen, sondern der Körper reagiert mit einer tuberkulös-allergischen Entzündung.' (Ärztliche Praxis 11/47 [1959])

Spengler behauptet, es gebe auch eine pränatal erworbene ‚maskierte Tuberkulose', also eine vererbte. Ich zitiere Autoren, die eine ‚m. T.' beschrieben, bzw. sie unter anderem Namen erwähnt haben: *Weinberger* („Der praktische Arzt" [1951/1952]): ‚Die Toxikose erster Ordnung im Leben jedes Menschen ist zweifellos die Tbc. Jede auf Tbc gerichtete Therapie wird daher gleichzeitig die Krisenfestigkeit des Gesamtorganismus stützen.' *F. W. Meyer* („Die Augentuberkulose in ihren Beziehungen zum Gesamtorganismus" [1941]): ‚Auf Grund unserer Untersuchungen glauben wir mit gutem Recht sagen zu dürfen, daß die Tuberkulose in den weitaus meisten Fällen als Ursache unklarer chronischer Augenentzündungen anzusehen ist.'

G.E. Patronikolas („Getarnte Tuberkulosen"): ‚Die Tuberkulose verläuft viel öfter, als man allgemein annimmt, unter den verschiedensten krankhaften Erscheinungen und wird durch diese oft so gut maskiert, daß die richtige Diagnose auch für den geübten Internisten schwierig werden kann.'

Rohrschneider zitiert von *Hollwich* (Klinik d. Gegenwart 10/66): ‚Die atypische oder larvierte Form der tuberkulösen Uveitis beruht nicht auf Bazillenmetastase, sondern wird durch andersartige Fernwirkung des tuberkulösen Herdes hervorgerufen. Sie beginnt vorwiegend im 30. bis 40. Lebensjahr und befällt meist beide Augen. Erkrankungen an Allgemeintuberkulose sind dabei selten.'

Hoff: „Über vegetative Dystonie" in Klinik der Gegenwart (2/375): ‚Chronische Infekte (wie Tuberkulose) und ein Fokus scheinen naturgemäß geeignet, eine Verschiebung der Reizschwelle bzw. vegetativen ‚Funktionswandel' als Ausdruck einer Allergie bewirken.' –

Düggeli-Trendelenburg (Klinik der Gegenwart 6/283): ‚In diesem Zusammenhang ist es auch von besonderer Bedeutung, daß in gewissen Herden ‚ruhende', nur selten sich teilende Bakterien angetroffen werden, denen gegenüber ein Tuberkulosestatikum kaum wirksam ist.'"

Die Heilmittel Spenglersan T und Spenglersan R richten sich gegen die ‚m. T.' (maskierte Tuberkulose) Man kann natürlich auch unter penibler Kontrolle der Temperaturmessungen eine chronische Bronchitis (in alten Zusammenhängen mit früher durchgemachten spezifisch tuberkulösen Prozessen) mit Spenglersan T beginnen. Man sollte sich zuvor mit den ‚hereditären Belastungen' auseinandersetzten, auch wenn uns diese Betrachtungsweise zunächst fremd erscheint. Was *Schwarz* (vgl. „Test") empfiehlt.

2.2 Anwendung aufgrund familiärer Belastung („Maskierte Tuberkulose")

„Die Gesundheit der Kinder wurzelt in der Gesundheit der Eltern."
Lugol, J.G.A.

Wir stellen bewußt einen Ausspruch eines alten und erfahrenen Spenglersan-Therapeuten an den Anfang unserer Ausführungen: *Misgeld* („Spenglersantherapie", 1954) äußerte sich schon damals: *„Sie können dann gar nicht mehr anders, als bei jedem Kranken an diese Erbgifte denken!"*
Doch einige Ausführungen zur „Maskierten Tuberkulose" – Synonym für:

Skrofulose,
maskierte lymphohämatogene Phthise,
Tuberkulo-Masken,
Tuberkulöse Herdinfektion,
entzündliche Tuberkulose,
Tuberkulose als Allgemeinkrankheit,
Tuberkulotoxikose,
Tuberkulöse Hyperallergie (Überempfindlichkeit),
Paratuberkulose,
latente und larvierte Tbc (*Hollos*),
Tuberculose inflammatoire (*Ponçet*).

Die Skrofulose als die weitaus geläufigere Bezeichnung hat schon seit Jahrhunderten viele Autoren beschäftigt. So ist wohl die bekannteste Veröffentlichung die von *Chr. W. Hufeland* „Über die Natur, Erkenntnis und Heilart der Skrofelkrankheit" – eine von der Kaiserlichen Akademie der Naturforscher preisgekrönte Preisschrift, Jena 1795.
Dornblüth, der Begründer und der Mann, „der an der Wiege des modernen Klinischen Wörterbuches von *Pschyrembel*" stand, definierte in seiner 1. Ausgabe 1894 die „Skrophulose" wie folgt:
„Lat. scropha Mutterschwein, scrophulae Ferkelchen (die geschwollenen Halsdrüsen) Skropheln, Tuberkulose des kindlichen Alters, durch latente Vererbung oder Eindringen der Tuberkelbazillen in Lymphdrüsen, Kieferwinkel-, Hals-, Bronchial-, Mesenterialdrüsen, ohne Veränderungen an der

Diese Zusammenstellung stammt von *W. Bircher* (Lit. [1944]). Gemäß seiner Veröffentlichung konnte man Organsysteme und Erkrankungen in Gruppen einteilen und das sah so aus:

Haut- und Schleimhäute:	vermehrte: Katarrhneigung: (Nase, Rachen) Hautjucken, Ekzeme Furunkulose
Magen-Darmtrakt:	Gastritis (Ulcus ventriculi) Kolitis Gallenblase: (Steinbildung)
Respirationstrakt:	Bronchitis, Asthma bronchiale
„Drüsensystem":	Tonsillenhypertrophie Appendix („itis") Mammae (Zysten) Para-Thyreoidea (Ca-stoffwechselst.) Pankreas (Diabetes)
Thyreoidea:	(„Struma")
Niere:	Steinbildung
Geschlechtsorgane:	Uterus (Myom!) Prostata (Hypertrophie)
Nervensystem:	
– (motorisch)	Ischialgien Parästhesien
– (vegetativ)	Kopfschmerzen Epilepsie
Rheumatismus (*Ponçet*):	Senk-, Spreiz-,
Bewegungsorgane:	Plattfüße, „Bandscheiben"
Gefäßsystem:	Venektasien Hämorrhoiden Ulcus cruris Hypertonie

Eintrittstelle (auf der Haut oder Schleimhaut) oder vom Darm aus entstanden, mit Neigung zu chronisch–entzündlichen (Originalwiedergabe) Erkrankungen der Lymphdrüsen, Haut, Schleimhaut, Knochen."

Die Skrofulose

Die Skrofulose ist eine „Kinderkrankheit", allerdings mit der Einschränkung, daß sie nicht wie Masern, Röteln, Scharlach u.a. *einmal* kommt und dann für alle Zeiten vorbei ist. Die Skrofulose zeigt an, was in der Erbmasse noch an „Belastungen" im Körper vererbt wurde. Es ist erstaunlich zu beobachten wie jedermann gutes Aussehen, Gesichtsausdruck, Verhaltensweise usw. „vererbt" bekommt, aber eine Krankheit vererben ist fast etwas „Anstößiges", etwas, über das man am besten nicht spricht; geschweige denn, wenn dabei noch Begriffe wie die heute jedermann bekannte Krankheit „Tuberkulose" fallen, und doch sind auch heute noch ganze Familien „tuberkulotoxisch" durchseucht, wenn man versucht, diesen Dingen auf den Grund zu gehen. Da stellt sich plötzlich ein früh – an „Bronchitis" (!) – verstorbener Großvater ein, und man entdeckt plötzlich, daß die Narben auf dem Rücken des Vaters keine Kriegsverletzung, sondern Folgen einer Thorakoplastik darstellen. Dies läßt sich bei der Stadt- und Landbevölkerung beobachten und, man ist überrascht, wie wenig eine modern aufgenommene Familienanamnese heute Hinweise auf eine „Erbbelastung" erkennen läßt. Faßt man „Skrofulose" (Skrophulose) und „Frieseln", was demselben Krankheitsbild entsprechen dürfte und die neueren Veröffentlichungen – seit *Pirquet* 1906 als „Allergie" bezeichnet, zusammen, dann ergeben sich eine stattliche Reihe alter und ältester Veröffentlichungen zu diesen Themen.

Die „Skrofulose" ist eine alte Krankheit; sie war schon *Hippokrates* bekannt. *Franz de le Boe* (Sylvius, 1614-1672) schreibt in "de Phthisi", gab als Erster den anatomischen Laesionen der Lunge den Namen „Tuberkel". *Morgagni* (1682-1771) anerkennt die Ähnlichkeit zwischen Tuberkeln und Skrofulose, läßt aber die Frage der Identität offen. *Hufeland* sieht als wesentliche Ursache einen hohen Grad von *Atonie* und *Schwäche* des *lymphatischen Systems* an.

Die Lehre von der skrofulösen Diathese verschwand in dem Augenblick, als *Robert Koch* den Tuberkelbazillus entdeckte. Alle bereits bekannten

Krankheitserscheinungen gingen langsam eine nach der andern in der Tuberkulose auf. „On peut dire que vers 1919 la diathese srofuleuse n'est plus", formulierte *Piery*.

Zum späteren Verständnis der Kombination und Komposition der Spenglersan ist eine Feststellung von *Cornet* bemerkenswert: „Er spricht von einem zweifachen Ursprung der Skrofulose, in dem Sinne, daß auch die Eiterkokken wie Staphylococcus aureus und albus und der Streptococcus pyogenes imstande sind, *Drüsenskrofulose* zu erzeugen."

Im neueren Schrifttum zitiert *Kollath* den längst vergessenen *F. Liharzik* (Gesetz menschlichen Wachstums).
Er bezeichnete den Zustand der „Exsudations- und Infiltrationsprozesse" im jugendlichen Alter am Drüsensystem, verbunden mit Verhärtung der Hautdrüsen, wie Periostidien mit oder ohne konsekutive Karies. –*Kollath* beschreibt vergleichend mit *Hufeland. A. Hirsch* und *Liharzik* bemängelt **die auffallend geringe Zahl wirklich gesunder Kinder (127), gegenüber 1096 kranken Kindern.**

Ebstein verdanken wir eine interessante Übersicht bedeutender Gestalten der Weltgeschichte, die an Tuberkulose verstorben sind:

Molière, J.B. de	(1622 – 1673)
Scheffler, Angelus S.	(1624 – 1670)
Rousseau, J.J.	(1712 – 1778)
Gellert, Chr. F.	(1715 – 1769)
Bürger, G.A.	(1747 – 1797)
Iffland, W.A.	(1759 – 1814)
Schiller, Fr. v.	(1759 – 1805)
Runge, Ph. O.	(1777 – 1810)
Laennec, R. Th.	(1781 – 1826)
Droste-Hülshoff, A.v.	(1797 – 1848)
Paganini, N.	(1782 – 1840)
Chopin, Fr.	(1809 – 1849)
Gräfe, A.v.	(1828 – 1879)
Bebel, A.	(1840 – 1913)
Jakobsen, J.P.	(1847 – 1885)
Ehrlich, P.	(1854 – 1915)
Morgenstern, Chr.	(1871 – 1914)
Henschke, A. (Klabund)	(1894 – 1928)

Dabei erscheint es weniger interessant, daß die Tuberkulose es war, die dem Leben ein sehr frühes Ende bereitete, denn um bedeutend zu werden muß man einige Jahre gelebt haben, aber es wäre interessant, welche anderen Krankheiten bei dieser tuberkulös-skrofulösen Belastung noch auftraten. – Die Lebensgeschichten vieler Berühmtheiten lassen dabei überzeugende Zusammenhänge erkennen.
Überlegenswert: moderne Zusatztherapiemöglichkeiten im Bereich der Onkologie, wenn additiv BCG-Impfungen empfohlen werden!

Liste von Autoren der letzten 2 Jahrhunderte, die sich mit der sogenannten Skrofulose befaßten:

1700-1750

- *Lindner, K.G.*
  Vernunfts- und erfahrungsmäßige Betrachtungen des roten und weißen Friesels. J.G. Böhm, Schweidnitz (1735).

1751-1800

- *Charmetton, J.B.*
  Essai theorethique et pratique par les ecrouelles. Avignon (1752).
- *Hufeland, Chr. W.*
  Über die Natur, Erkenntnismittel und Heilart der Skrofelkrankheit – eine von der Kaiserlichen Akademie der Naturforscher preisgekrönte Preisschrift, Akademische Buchhandlung, Jena (1795).
- *Baumes, J.*
  (Preisschrift) Welches die vorteilhaftesten Umstände zur Entwicklung des skrofulösen Übels sind ... aus dem Französischen, Halle (1795).

1801-1850

- *Waldenburg, L.*
  Die Tuberkulose und die Lungenschwindsucht und Skrofulose. A. Hirschwald, Berlin (1809).
- *Vering, J. Ritter von*
  Heilart der Skrofelkrankheit. Gedruckt im Verlag bei Carl Gerold, (1829).
- *Basedow, C.A.*
  Über die Scrofelsucht und die davon abhängigen Krankheitszustände. Verlag von Veit und Co., Berlin (1843).
- *Lugol, J.G.A.*
  Ursachen der Skrofel-Krankheiten, für Ärzte uund Laien. Siegen-Wiesbaden (1845).

- *Seitz, F.*
  Der Friesel, eine historisch-pathologische Untersuchung. F. Enke, Erlangen. (1845).
- *Haxthausen, L. von:*
  Untersuchungen und Beobachtungen über die Ursachen der Skrofel-Krankheiten. (1845). Siegen und Wiesbaden, Verlag. Friedrichsche Verlagsbuchhandlung.
- *Klenke, P.F.H.*
  Über die Ansteckung und Verbreitung der Skrophelkrankheit bei Menschen durch den Genuß von Kuhmilch. C.E. Kollmann, Leipzig (1846).
- *Glover, R.M.*
  Die Pathologie und Therapie der Scropheln. Dr. Willmar Schwabe, Leipzig (1847).

1851-1900

- *Hübener, W.A.L.*
  Pathologie und Therapie der Scropheln. Wilhelm Braunmüller, Wien (1860).
- *Villemin, J.A.*
  Etudes sur la tuberculose. Paris (1868).
- *Goullon, H.*
  Die skrophulösen Erkrankungen. (1871). W. Schwabe, Leipzig.
- *Liharzik, F.*
  Das Gesetz des menschlichen Wachsthumes und der unter der Norm zurückgebliebene Brustkorb als die erste und wichtigste Ursache der Rhachitis, Scrophulose und Tuberkulose. Druck und Verlag von C. Gerold's Sohn, Wien (1858).
- *Cornet, G.*
  Die Scrophulose. A. Hölder, K. u. K. Univers. Buchh., Wien (1900).

1901-1950

- *Ponçet, A., Leriche, R.*
  La tuberculose inflammatoire. Octave Doin & Fils, Paris (1912).
- *Ponndorf, W.*
  Heilung der Tuberkulose. Verlag F.C.W. Vogel, Leipzig (1923) und Eigenverlag des Verfassers (1921).
- *Kämmerer, H.*
  Allergische Diathese und allergische Erkrankungen. (1934). J. F. Bergmann, München.

- *Hollos, P., Hallos-Deffner, L.*
  Die experimentellen Grundlagen und Behandlung allergischer Krankheiten. (1937). Springer, Berlin.
- *Hansen, K.*
  Allergie. Georg Thieme Verlag, Leipzig (1939).
- *Schulz, E.*
  Der tuberkulös überempfindliche Mensch. J.A. Barth, Leipzig (1939).
- *Patronikolas, El.*
  Getarnte Tuberkulose. J.A. Barth, Leipzig (1942).
- *Bircher, W.*
  Die maskierte Tuberkulose. Wendepunkt Verlag, Leipzig/Zürich (1942).
- *Kiss, L.*
  Tuberkulöse Allergie im Licht neuerer Gesichtspunkte. J.A. Barth, Leipzig (1944).
- *Ederle, W.*
  Allergie und Nervensystem. Wissenschaftl. Verlagsges., Stuttgart (1947).
- *Rost, G.A.*
  Allergie und Praxis. Springer-Verlag, Berlin-Göttingen-Heidelberg (1950).
- *Abderhalden, R.*
  Grundriß der Allergie. (1950). Schwabe und Co., Basel.

1951 bis heute

- *Schwölbel, G.*
  Die Lehre vom allergiekranken Menschen. Hans Huber, Bern und Stuttgart (1956).

Man erkennt also unschwer, daß (von einer zeitbedingten anderen Schreibweise der Diagnostik abgesehen) die Liste sehr viel umfangreicher ist, als unsere auf *Bircher* zurückgehende tabellarische Zusammenstellung (vgl. S. 41).

Im heutigen klinischen Sprachgebrauch wird der Begriff „Syntropie" (*Pfaundler*) fast nie mehr gebraucht. Es handelt sich jedoch um das beim gleichen Menschen (Organismus), wenngleich zu verschiedenen Zeitabschnitten, möglicherweise auch gemeinsame Vorkommen von Krankheiten, so zum Beispiel Hypertonie und Diabetes. Ein überzeugendes Diagramm von *Kellner* (D. prakt. Arzt 8/82) zeigt diese Zusammenhänge

Kiss zitiert *Berger* und rechnet zu Allergien im Gegensatz zu tuberkulösen Allergien, die er in einem eigenen Kapitel abhandelt:

infektiöse und rheumatische Erscheinungen	
	Arteriitis
Periarteriitis	Phlebitis
Serositis	Endokarditis
Myokarditis	Glomerulonephritis
Erythema nodosum	Purpura infectiosa
Laryngospasmus	Rhinitis vasomotorica
Sinusitis	Glottisödem
Pharyngolaryngitis	Tracheabronchitis
Asthma bronchiale	Lungenödem
Kreislaufschock	
(lokal und univers.)	Dyskinesien
Sekretionsstörungen	Gastritis
Enteritis	Colica membr.
Gastritis (Colitis)	Erblassen
Hyperämie	Juckreiz
Pruritus	Erythem
Ekzem	Dermatitis
Urticaria	Quinckesches Ödem
Purpura	Arthussches Phänomen
Epilepsie	Migräne
Ménièresche Krankheit	Phlyktäne
Konjunktivitis	Eosinophilie
Fieber	Untertemperatur
Stoffwechselstörungen	Arthritis
Arthralgie	
Fragliche Krankheitsformen:	
Conjunctivitis vernalis	Rhinitis polyposa
Bronchitis fibrinosa	Glottisödem
Glossitis	Stomatitis
Dysbasia angiospastica	Angina pectoris
Raynaudsche Krankheit	Angiospasmen (zerebrale)
Thromboangiitis obliterans	Endokarditis
Pylorospasmus	Erbrechen
Dyskinesie der Gallen-Harnwege	Salvarsan-Ikterus
Hepatitis serosa	Psoriasis
Exsudative Diathese	Iritis
Keratitis	Lymphdrüsenschwellung
Endokrine Störungen	Erythema exs. multif.
allergischer Faktor der Gicht	

auf (siehe Abb. S. 37/38). Interessante Ausführungen zum Thema Syntropie und Dystropie also Krankheiten, die sich gegenseitig begünstigen oder ausschließen liegen seit 1953 von *Hauswirth*, Wien, vor.

Aus all diesen Beobachtungen wurde von *Rilling* anläßlich der 24. Spenglersan-Meckel-Ärztetagung 1970 ein

Stammbaum der Skrofulose

entwickelt und vorgestellt, der dann wie folgt aussah. (*Kiss* zitiert *Berger* und trennt Allergien von tuberkulösen Allergien, handelt also diese in einem eigenen Kapitel ab.)

Organstammbaum
nach *Rilling* (1971)

Es müßte zur Pflicht gehören – um das Verständnis um die vererbten Zusammenhänge besser zu erkennen – in die Äste dieses Baumes die Krankheiten einzuzeichnen, denn hereditär – konstitutionell ist keine Krankheit möglich, ohne daß man nicht dazu veranlagt oder prädestiniert ist!
Wie anders sollte man bei familiärer Belastung (Pat. *S.H.J.*) folgende Anamnese unterbringen? (vgl. Abb. 12b)

- „Lymphdrüsenschwellungen" (in frühester Jugend),
- rezidivierende „entzündliche" Krankheiten,
- (Tonsillitiden, Sinusitiden)
- unzählige Fokalprozesse (nach Amalgamfüllungen),
- eine notwendige Appendektomie,
- Tonsillektomie,
- Furunkulosen (und Neigung zu Abszessen in entsprechen-
- dem Alter und bei kriegsbedingter Ernährung!),
- Nierensteinoperation,
- Prostataabszeß,
- *Dupuytren*sche Kontraktur,
- Bandscheibensequester und
- Herniotomie
- Nierenzysten

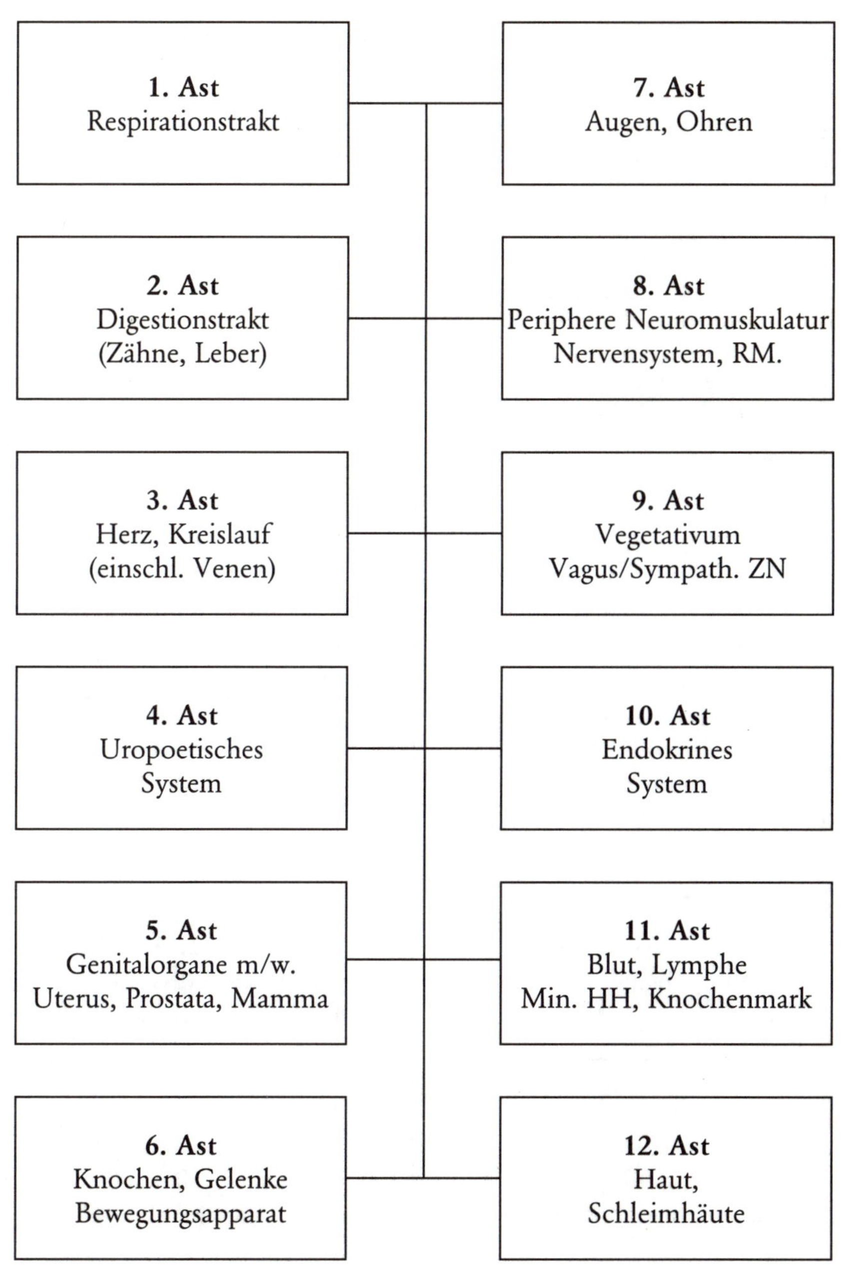

1. Ast
Respirationstrakt
7. Ast
Augen, Ohren
2. Ast
Digestionstrakt
(Zähne, Leber)
8. Ast
Periphere Neuromuskulatur
Nervensystem, RM.
3. Ast
Herz, Kreislauf
(einschl. Venen)
9. Ast
Vegetativum
Vagus/Sympath. ZN
4. Ast
Uropoetisches
System
10. Ast
Endokrines
System
5. Ast
Genitalorgane m/w.
Uterus, Prostata, Mamma
11. Ast
Blut, Lymphe
Min. HH, Knochenmark
6. Ast
Knochen, Gelenke
Bewegungsapparat
12. Ast
Haut,
Schleimhäute

Abb. 12a

Organsysteme – Klinische Diagnostik

Eingezeichnete Anamnese des Pat. *S.H.J.*, s. S. 48

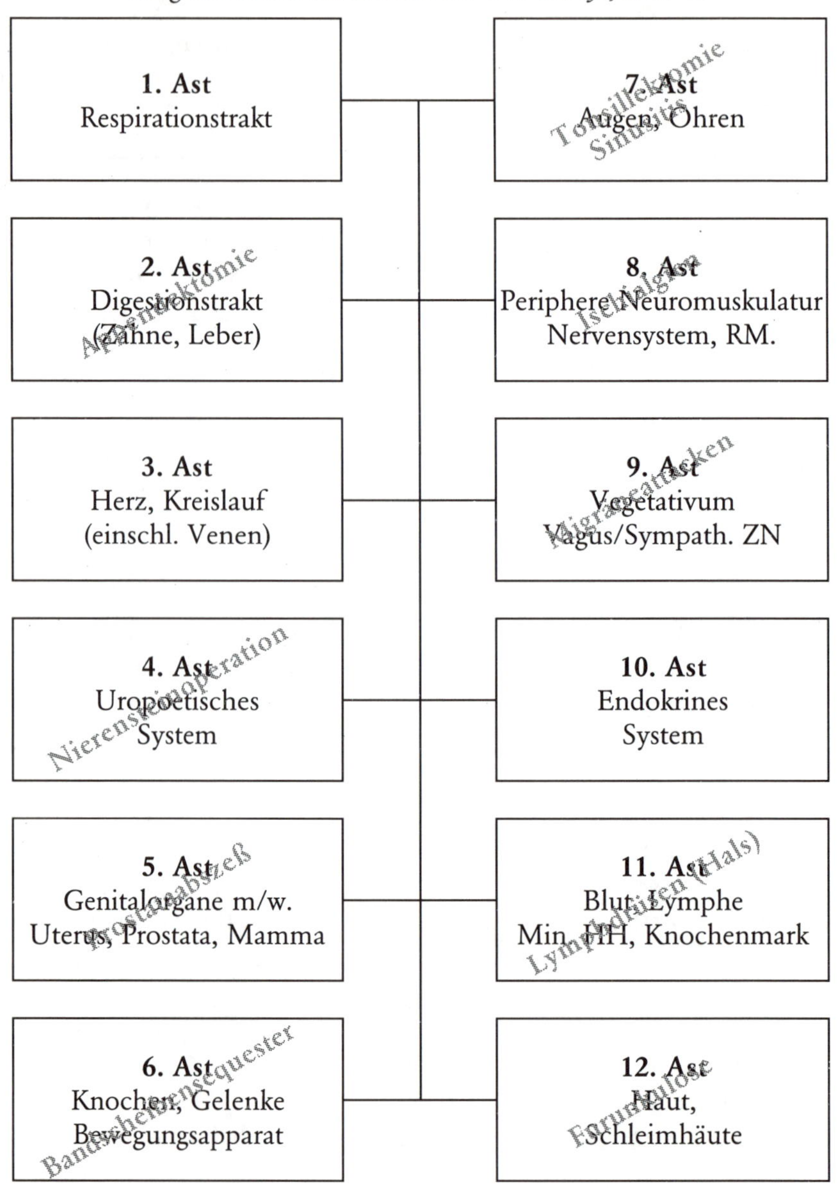

Abb. 12b

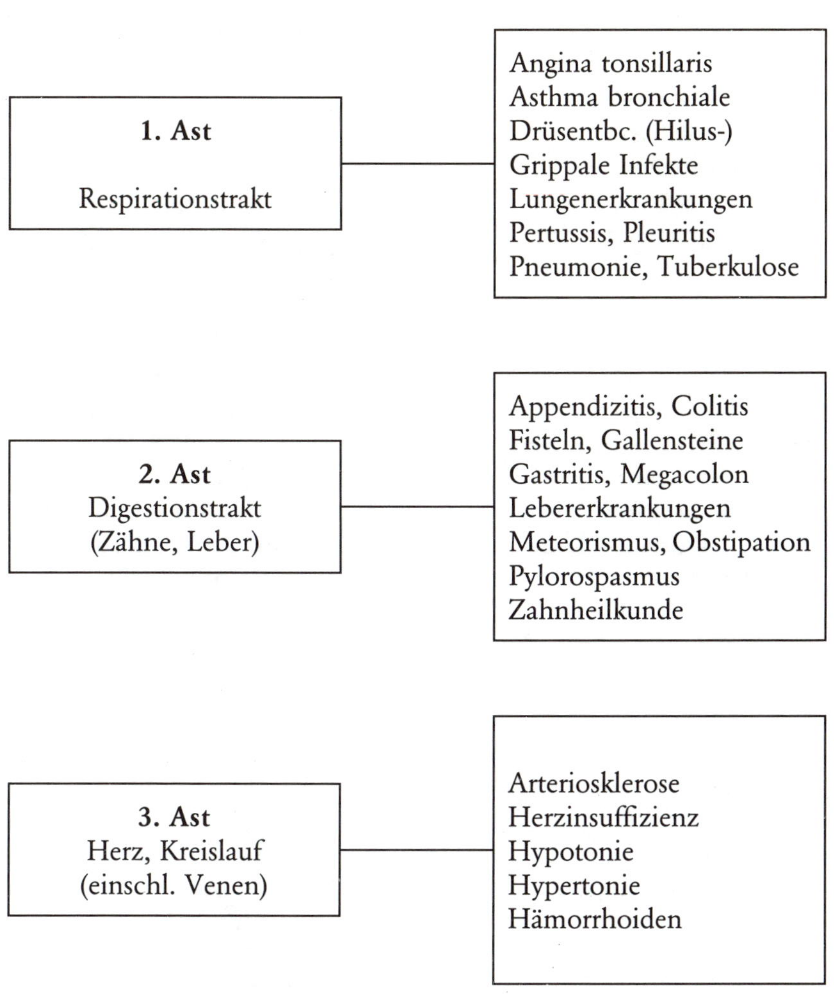

Abb. 12c

Steckt dahinter nicht einfach die „Skrofulose" des erwachsenen Menschen??
Vgl. Stammbaum mit eingezeichneten „Systemerkrankungen" im Sinne der Skrofulose (des Erwachsenen).
(Vgl. auch die „Anamnesen" Kapitel 2.1)

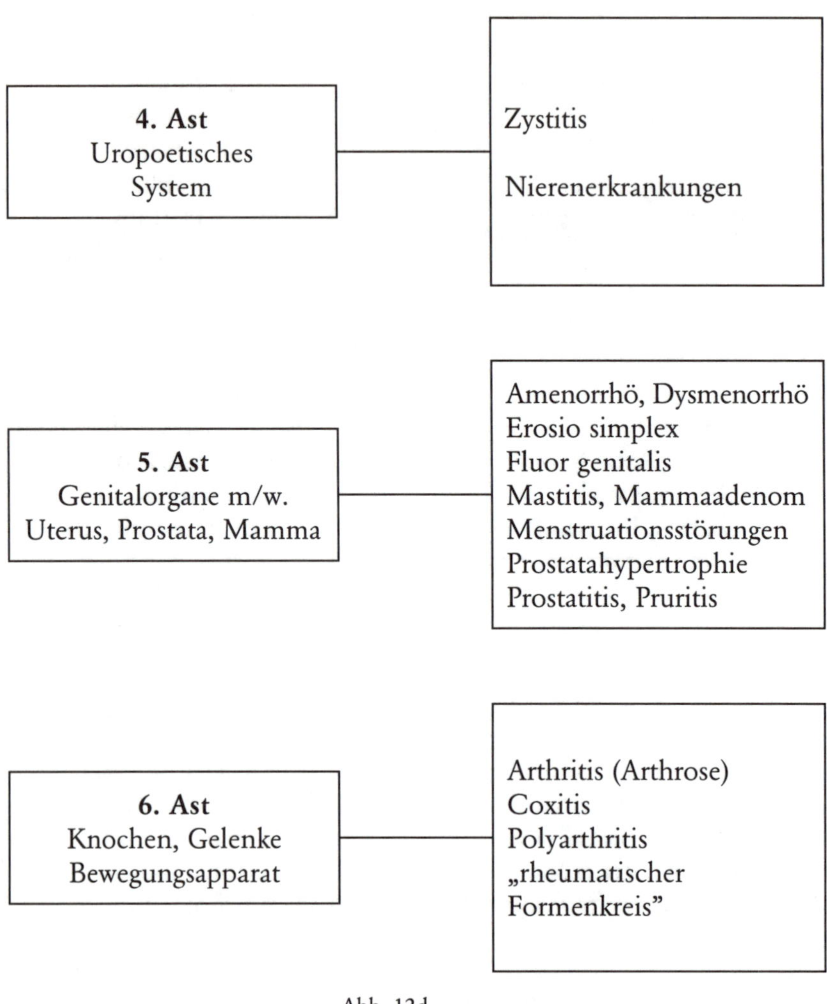

Abb. 12d

Charmetton sagt, „daß der Foetus während der Schwangerschaft die Infektion der Mutter teilt und folglich die Skrofulose erblich ist. *Baumes* und *Hufeland* sprechen von der Konstitution zu der Krankheit, die vererbbar ist. Die Lehre von der skrofulösen Diathese verschwand in dem Augenblick, als *Robert Koch* den Tuberkelbazillus (1882) entdeckte. Alle bereits

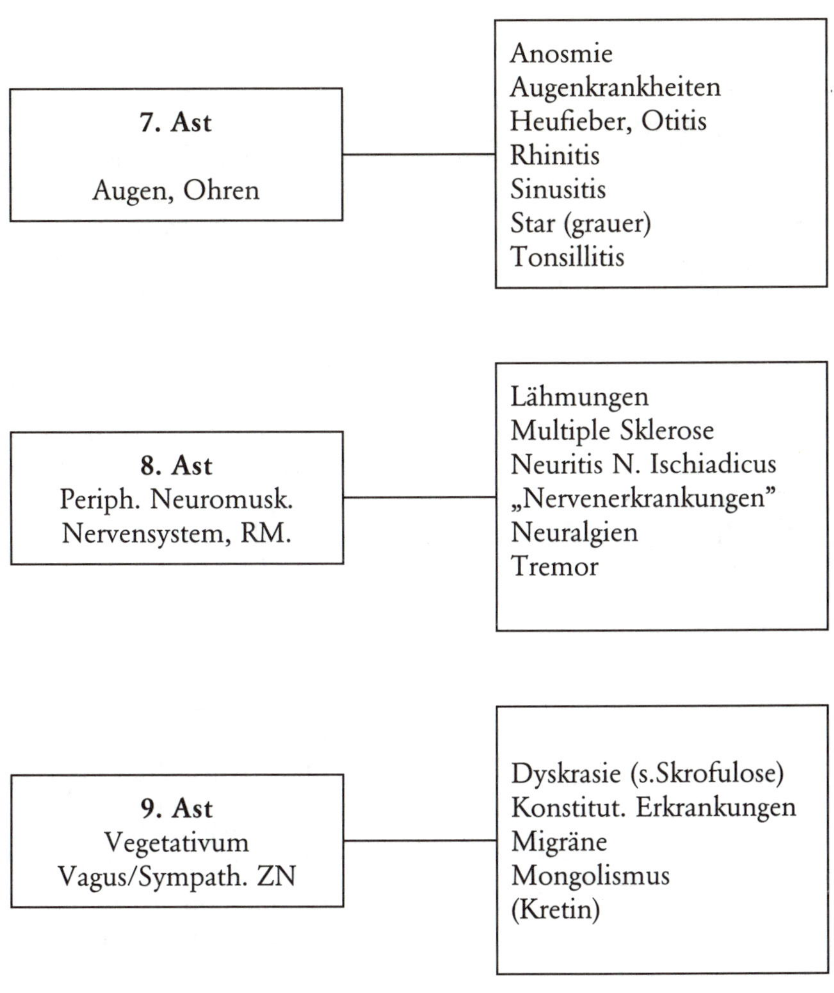

Abb. 12e

genannten Krankheitserscheinungen gingen langsam eine nach der anderen in der Tuberkulose auf. Auch in den skrofulösen Lymphdrüsen werden Tuberkel nachgewiesen. Ein Teil der Gelenkerkrankungen gehört ebenfalls zur echten Tuberkulose."

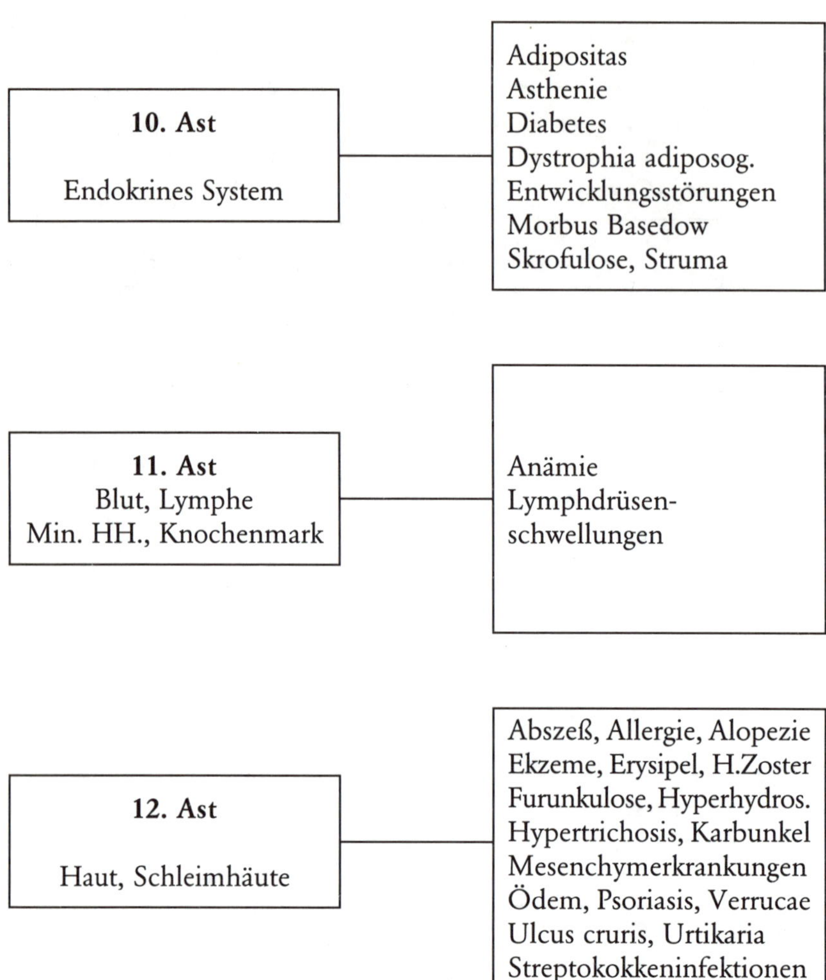
10. Ast
Endokrines System
Adipositas
Asthenie
Diabetes
Dystrophia adiposog.
Entwicklungsstörungen
Morbus Basedow
Skrofulose, Struma
11. Ast
Blut, Lymphe
Min. HH., Knochenmark
Anämie
Lymphdrüsen-
schwellungen
12. Ast
Haut, Schleimhäute
Abszeß, Allergie, Alopezie
Ekzeme, Erysipel, H.Zoster
Furunkulose, Hyperhydros.
Hypertrichosis, Karbunkel
Mesenchymerkrankungen
Ödem, Psoriasis, Verrucae
Ulcus cruris, Urtikaria
Streptokokkeninfektionen

Abb. 12f

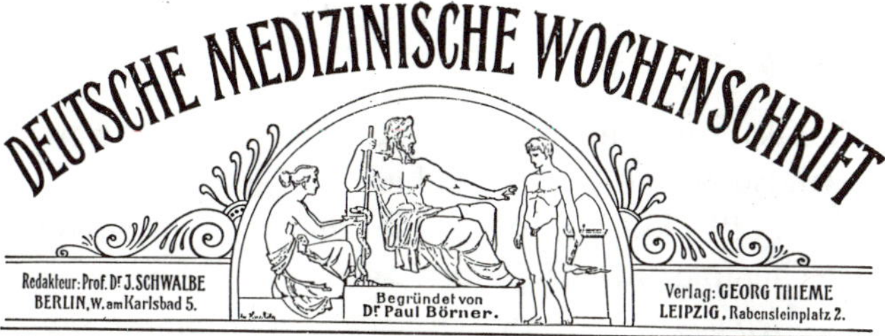

DEUTSCHE MEDIZINISCHE WOCHENSCHRIFT

Redakteur: Prof. Dr. J. SCHWALBE BERLIN, W. am Karlsbad 5. | Begründet von Dr. Paul Börner. | Verlag: GEORG THIEME LEIPZIG, Rabensteinplatz 2.

No. 31. | Donnerstag, den 28. Juli 1904. | 30. Jahrgang.

befindliche Parasiten, die bereits entzündliche Affektionen hervorgerufen haben, beeinflußt werden.

Einschlägige experimentelle Versuche habe ich nicht angestellt, meine praktischen Versuche bei Sycosis simplex, bei der ich in einigen Fällen die gewöhnliche Desinfektion der Haut mittels Sublimatspiritus durch Bestrahlungen mit Eisenlicht ersetzt habe, waren nicht eindeutig genug, um mir ein sicheres Urteil zu bilden, doch liegt hier vielleicht noch ein unentdecktes Feld für die Eisenlichtbehandlung in der Form, wie ich sie angewandt habe — direkte Bestrahlung ohne Drucklinse — brach.

Nach den oben mitgeteilten, überaus günstigen Erfahrungen ist das Eisenlicht bei weitem das beste Mittel gegen die Alopecia areata, ein Mittel, von dem wir mit großer Sicherheit selbst in den Fällen völlige Heilung erwarten dürfen, in welchen alle unsere bisherigen Mittel versagt haben, ein Mittel überdies, das in der von mir gebrauchten Art der Anwendung zu gleicher Zeit bequem und wenig zeitraubend ist.

Ein neues immunisierendes Heilverfahren der Lungenschwindsucht mit Perlsuchttuberkulin.

Von Dr. Carl Spengler in Davos.

Die Perlsuchtgifte sind dem tuberkulösen Menschen gegenüber wenig toxisch, bedeutend weniger als die Tuberkuline menschlicher Tuberkelbazillen. Als Immunisations- und Heilstoffe übertreffen sie letztere bei weitem. Tuberkuloseheilung vollzieht sich unter ihrem Einfluß in kürzerer Zeit und der geringen Toxizität wegen gefahrlos und sicher.

Beim alten Tuberkulin betrug die durchschnittliche Heilzeit für initiale Tuberkulosen und Phthisen, welche ohne Etappenbehandlung heilbar waren, annähernd 160 Tage. Für TOA verkürzte sich die Zeit schon erheblich. Perlsuchttuberkulin heilt diese Zustände in 60—80 Tagen. Und das dritte Stadium erster Klasse, die fieberfreien kavernösen Fälle, welche früher, Ausnahmen abgerechnet, nur durch Etappenbehandlung sich herstellen ließen, sind jetzt zum größten Teil innerhalb drei bis vier Monate in einer Kur heilbar. Ausnahmen bilden die Fälle mit großen, aus mechanischen Gründen schwer schließbaren, dickwandigen Kavernen. Sie verlangen Etappenanwendung der Gifte.

Auch die Fälle der zweiten Klasse, die fiebernden, bieten der Wiederherstellung auffallend geringe Schwierigkeiten. Nur die Heilungszeit zieht sich gegenüber den fieberfreien Formen etwas in die Länge, auf ein halbes Jahr und darüber. Immerhin heilt man noch den größten Teil der für unheilbar geltenden Erkrankungen. Unheilbar sind nur die akutesten Tuberkulosen und in extremis befindliche Phthisen mit konstant hohem Puls — 120 und darüber — und mit lebhafter objektiver Dyspnoe. Aktive Mischinfektion bildet keine Gegenindikation. Eine günstige Beeinflussung der grundlegenden Tuberkulose erklärt die Besserungen, weil, wie ich nachgewiesen habe, der symbiotische Parasitismus sich auf Gegenseitigkeit stützt.

Herstellung des Perlsucht-Originaltuberkulins.

Perlsucht-Originaltuberkulin (PTO) gewinnt man genau ebenso wie das TOA[1]) menschlicher Tuberkelbazillen. Das PTO ist die filtrierte Bouillon, welche den Perlsuchtbazillen (PB) bis zur Bildung einer deckenden Haut — die meist sehr dünn bleibt — gedient hatte.

Die Nährbouillon[2]) wird dann mit Vorteil im Brutschrank auf die doppelte Konzentration, eventuell noch stärker eingeengt, nachdem die Kappen entfernt worden sind. Den Flüssigkeitsverlust ergänzt man zur Erzielung eines dauernd haltbaren Präparates durch Glyzerin, beziehungsweise Glyzerin und physiologische Kochsalzlösung, so daß mindestens 50 % Glyzerin enthalten sind. Ein Teilstrich = 10 mg PTO. Eine Grammspritze voll = 100 mg PTO. Die Dosierung ist wie beim alten TO (l. c. 1).

Anwendung des PTO beim tuberkulösen Menschen.[3])

Die Anwendungsweise des PTO unterscheidet sich nicht wesentlich von der der früheren Tuberkuline, vornehmlich des TOA. Die Anfangsdose ist 1 mg, beziehungsweise $\frac{1}{2}$ mg bei Schwächlichen und Fiebernden, überhaupt bei allen den Patienten, die uns den Eindruck machen, giftüberempfindlich, beziehungsweise hoch giftempfindlich zu sein. 1 mg wird indessen auch bei Giftüberempfindlichen niemals Schaden anrichten. Die geringen toxischen Wirkungen des Perlsuchtgiftes lernt man sehr bald schätzen. 1 mg hat man in einem Teilstrich des mit neun Teilstrichen $\frac{1}{2}$ %iger Karbollösung verdünnten Teilstrichs Originalflüssigkeit.

Die Verdünnungen werden in der Overlachschen, 1 ccm (= 1 g Aqua destillata) haltenden Asbestkolbenspritze täglich, oder jeden zweiten Tag eventuell, gemacht. Die Spitzen zu der Spritze müssen aus Platiniridium hergestellt sein, weil diese Nadeln beliebig oft, ohne stumpf zu werden oder sonst Schaden zu nehmen, ausgeglüht werden können. Die Nadel glühe man vor der Herstellung von Lösungen und vor und eventuell auch nach jeder Injektion aus. Abszesse kommen dann niemals vor, höchstens bei ekzematöser Haut; hier liegt die Schuld eben in der infizierten Haut, nicht an der Technik oder am Präparat. Die Stahlnadeln taugen nichts, ebenso kann ich keine andere Spritze als die Overlachsche empfehlen.

Die Injektionen werden in zentrifugaler Richtung am Vorderarm vorgenommen. Natürlich meidet man die durchscheinenden Venen. Man sucht sich einen Platz zwischen ihnen, am besten an der Streckseite, wo sie seltener sind.

Die genaueste Kontrolle der Injektionsschwellungen, deren Ablauf in den allermeisten Fällen allein maßgebend ist für die Pausenbemessung, eventuell auch Dosierung, gestattet der Vorderarm. Er hat auch den Vorzug, leicht und ohne Umstände sich der Injektion darzubieten und die Nachtruhe weniger zu stören als z. B. der Rücken, wenn die auftretenden entzündlichen, infiltrativen Injektionsschwellungen schmerzen.

Die zweite und jede weitere Injektion wird erst dann vorgenommen, wenn die Injektionsschwellung der vorausgegangenen Injektion in ihren entzündlichen Erscheinungen völlig abgelaufen ist.

Zurückbleibende derbe Knoten oder kleine umschriebene Rötungen mit leicht verdickter Haut ohne Temperatursteigerungen kontraindizieren weitere Injektionen niemals. Dagegen verbietet sich jede weitere Injektion, solange noch Spuren von Oedem am Arm vorhanden sind, das heißt Dellen auf Fingerdruck zurückbleiben. Zuweilen hinkt leichte Temperaturerhebung der zurückgebildeten Injektionsinfiltrate nach. Bei solchen Fällen bestand Typus inversus oder schon subfebrile Temperatur, und man muß die Weiterinjektion abhängig machen vom subjektiven Befinden, beziehungsweise von der Temperaturlage im Vergleich zu der vor der Injektion vorhanden gewesenen. Abwarten und Beobachten ist hier gut und selten fehlerhaft in der Tuberkulinbehandlung. Auf die extremsten dieser Fälle komme ich noch zu sprechen.

Im allgemeinen befolge ich den Grundsatz: Dosenverdoppelung in möglichst kurzen Pausen, aber eben nur da, wo es nach Maßgabe der Injektionsschwellungen angängig ist. Innerhalb der Anfangsdosen von $\frac{1}{2}$, beziehungsweise 1 bis 10 mg ist die Fähigkeit des tuberkulösen Organismus, die ödematösen Infiltrate zu resorbieren, eine sehr verschiedene. Deshalb fallen auch die Pausen kürzer oder länger aus. Zuweilen ist man gezwungen, bis acht Tage lang zu pausieren. Die Dose kann nun verdoppelt werden, wenn kein Fieber, oder nur Zehntelgrade sich mit der starken Lokalreaktion verbunden hatten, also trotz großer Histiosensibilität. Natürlich nimmt man auch eine gewisse Rücksicht auf das subjektive Befinden und injiziert eventuell nur Milligramme mehr, sogar einmal ausnahmsweise die gleiche Dose, nur nie eine kleinere, wenn es sich nicht um eine Etappenserie handelt.

Je pedantischer man sich an die gegebenen Vorschriften hält, desto rascher kommt man in den mittleren Dosenlagen vorwärts, meist mit Dosenverdoppelung und zwei bis dreitägigen Pausen, so daß man bei wenig giftempfindlichen Phthisikern auch des dritten Stadiums I. Klasse unter Umständen innerhalb vier, sechs, längstens acht Wochen die höchsten Dosen in längeren Intervallen bereits anwenden kann und auch dementsprechende überraschende Heilerfolge erzielt. Beim Perlsuchtgift erzeugen eben schon die ersten kleinen Mengen einen bedeutenden Grad von Immunität, wenn sich mit diesen Initialmengen starke Lokalreak-

1) C. Spengler, Klassenstadieneinteilung etc. siehe Festschrift zum 60. Geburtstage von Robert Koch. Jena, Gustav Fischer, 1903. — 2) Ihre Zusammensetzung publiziere ich an anderer Stelle. — 3) Ueber Perlsucht-Emulsion wird später berichtet.

112

Abb. 13

3.0 Applikationen

3.0.1 Zur perkutanen Therapie

In der Publikation „Ein neues immunisierendes Heilverfahren der Lungenschwindsucht mit Perlsuchttuberkulin" in der DMW 1904, No. 31, 30 Jhg., S. 1129-1132 finden sich die beiden für die gesamte spätere Spenglersan-Therapie entscheidenden Sätze:

> *„Diese Methode ist die Einreibemethode, die perkutane Tuberkulinanwendung, die ich schon wiederholt beschrieben und für die schwersten Fälle akuter Tuberkulose und Phthise zur Herabsetzung der Giftempfindlichkeit empfohlen habe."*

Darüber hinaus der wichtige Satz:

> *„Die Einreibungen werden in die Haut des Vorderarms gemacht, und zwar jeweils so lange, bis die Haut sich völlig trocken anfühlt."*

Wir können überzeugend dokumentieren, daß die *perkutane Anwendung* bereits im Jahre 1904 von *Spengler* selbst angewandt und empfohlen wurde!

Wir verzichten hier bewußt auf die Darstellung allzuvieler physiologischer Daten zur Haut des Menschen. Bei *R. Flindt*, „Biologie in Zahlen" ergeben sich jedoch, gerade auf die Wahl des Unterarms (Innenfläche) einige interessante Hinweise respektive Vergleiche:

Zahl der Schweißdrüsen:

Handteller	375-425 (zum Vergleich)
Handrücken	**200**
Unterarm (innen)	**160**

Raumschwellenwerte verschiedener Körperstellen des Menschen:

Zungenspitze	1,1 in mm (zum Vergleich)
Oberschenkel	68
Handrücken	31,6
Unterarm (innen)	15

In den 70er Jahren hat sich dies durch die Entwicklungen der transdermalen Systeme – und grundlegender Arbeiten über deren Wirkungsmechanismus – entscheidend geändert. Darüber liegen Hunderte von Publikationen vor.

Remmlinger et al. berichten in einer interessanten Arbeit über den Hautdurchtritt von "S^{35} – Sulfatlösungen".

In dieser Arbeit wird auf die historische Betrachtung hingewiesen und auf die Tatsache, daß sich die Auffassungen von der Hautpermeabilität im Lauf der Zeit wiederholt wandelten. Einen interessanten Literaturüberblick gibt *Rothmann* (1955). Messungen der resorbierten Sulfatmengen wurden durch Urinkontrollen von verschiedenen Autoren gemacht. Dabei hat sich gezeigt, daß der größte Anteil des inkorporierten anorganischen Sulfatschwefels innerhalb von 48 Stunden im Urin ausgeschieden wird. Die Kontrolle der Urinausscheidung über einen hinreichend langen Zeitraum zeigt, wie zu erwarten, einen exponentiellen Verlauf. Dafür wurde sogar eine Diffussionsgleichung herangezogen in der Formel:

$$M = D \cdot O \frac{c_a - c_i}{d} \cdot t$$

wobei

d	=	Dichte der Membran (hier Haut),
O	=	Oberfläche der Membran,
c_a	=	Konzentration des fraglichen Stoffes an der Außenfläche,
c_i	=	Konzentration des fraglichen Stoffes an der Innenfläche,
D	=	Diffusionskonstante für den diffundierenden Stoff bedeutet.

Diese Arbeit ist für alle Belange der Spenglersantherapie von größter Bedeutung; kann doch an der Wirksamkeit überhaupt kein Zweifel bestehen und sprechen *doch viele Beobachtungen gerade auch von einer „Ausscheidung" über den Darm und die Nieren.* Bezüglich der durchschnittlichen Konzentration des Estradiols (E2) und der Estradiolkonjugate pro Gramm Kreatinin (E2/Kreat.) im Urin, ergeben sich bekannte klinische Übereinstimmungen.

Dies ist ohne Betrachtung ausgelöster immunologischer Vorgänge, über die wir unter Berücksichtigung neuer Parameter wie z.B.
IgG, IgA, IgM, IgD, IgE oder auch der T-Lymphozyten, der Memory-, Helfer- oder Suppressorzellen, im Zusammenhang mit der Spenglersantherapie
bis zum Jahre 1989 noch gar nichts wissen. – Zwei besonders übersichtliche Publikationen sollen aus einer dem Nichtimmunologen unübersehbar gewordenen Literatur genannt werden:
Krueger mit seiner *Klinischen Immunopathologie* aus dem Jahre 1985, wobei besonders bemerkenswert ist, daß im Vorwort steht: „Sein eigentliches Interesse verdankt der Autor seinem ehemaligen Lehrer *J. W. Masshoff* (Berlin), einem Schüler *E. Letterers.*" Weiterhin *K.H. Ricken:* Taschenatlas der Immunologie, Allergie und der allgemeinen Infektionslehre. Dieser Taschenatlas zeigt einen ausgezeichneten Überblick.

Hier sollte noch einmal auf den S. 86/87 beschriebenen Spenglersan-Nachweis durch Veränderung des Immunstatus hingewiesen werden. Weitere Untersuchungen sind im Gange und sollten auch von neutraler Seite in größerem Umfange durchgeführt werden.
(Vergleiche Fallbeschreibung: Auswirkung der Spenglersanapplikation auf den Immunstatus: Kap. 7.1)

Die wohl interessanteste Arbeit liegt nach unseren Kenntnissen von *Rothman* (1955) vor. Er beschreibt, historisch betrachtet, wie sich die Auffassungen von der Hautpermeabilität im Lauf der Zeit wiederholt wandelten.
Christophers, Sterry et al. bereichern die Literatur durch ein ganz ausgezeichnetes Werk „Elementa dermatologica".

„Die Haut als Grenzorgan zur Außenwelt steht in einer ständigen Auseinandersetzung. Die Epidermis verfügt in besonderem Maße über ein spezialisiertes sessiles Makrophagensystem, das mit den spezifischen Funktionen der Antigenverarbeitung und -präsentation befaßt ist: die *Langerhans*schen Zellen. Diese bereits in der Mitte des vergangenen Jahrhunderts beschriebenen Zellen stammen aus dem Knochenmark. *Langerhans* war noch der Meinung, daß sie dem Nervensystem zugehören würden, sie stammen jedoch aus dem Knochenmark und wandern in die Epidermis ein. Hier entwickeln sie zahlreiche feine Zellausläufer, die zwischen die Keratinozyten ragen und der Zelle ein dendritisches Aussehen verleihen. Ihr elektronenmikroskopisches Charakteristikum sind die *Bierbeck*-Granula (vgl. Abb. 33), die – möglicherweise bei der Antigenauf-

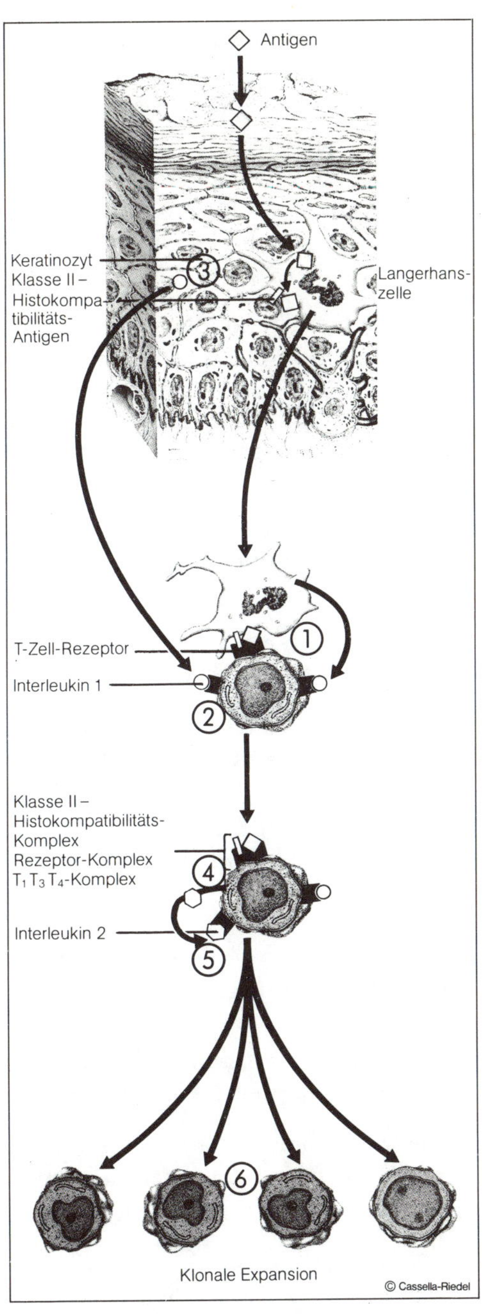

Abb. 14 (entnommen aus Elementa dermatologica, mit freundlicher Genehmigung von Casella-Riedel Pharma GmbH, Frankfurt)

nahme durch Membraneinstülpung in das Zytoplasma entstehen. Die Lymphozyten können ein Antigen auf der Makrophagenoberfläche in der Regel daran erkennen, wenn der Makrophage die für den jeweiligen Organismus spezifischen Klasse – II – Histokomptibilitätsantigene trägt. Details müßten den diesbezüglichen Fachpublikationen entnommen werden. Abb. 14 demonstriert die Kette – Antigen – *Langerhans*-Zelle – T-Zell-Rezeptor – Interleukin 1 – Rezeptorkomplex T1, T2, T3 – Interleukin 2 – klonale Expansion."

Die Elektronenmikroskopie hat dabei völlig neue Dimensionen erschlossen und viele neue Begriffe, wie z.B. Keratinozyten (verschiedener Klasse) und verschiedene Rezeptoren. Nachdem die Haut in der modernen Forschung als *Immunorgan* erkannt worden ist, kann man sich nur über die Beobachtungsgabe der „Alten" wundern, die bereits vor 80 Jahren feststellten, *daß die Haut als Resorptionsorgan eine gezielte Therapie ermöglicht.* Ich erinnere mich sehr wohl einer Zeit, in der Kollegen naserümpfend und mitleidig lächelnd die Spenglersantherapie mit einer Handbewegung abtun wollten. Die Empirie aber war stärker!

Oder, wie sich ein Vortragender einmal ausdrückte: *„Die empirischen Erkenntnisse eilten der wissenschaftlichen Erklärung voraus!"*

Daß sich dies alles auch im klinischen Denken verändert hat, seit Nitropflaster für das anfallsbedrohte Herz, seit Hormonpflaster zur „sanften" Östrogen-Substitution und Ohrpflaster gegen die Reisekrankheit eingesetzt werden, versteht sich heute von selbst. Seit dieser Zeit ist viel über die „transdermale Applikation" von Arzneistoffen geschrieben worden.

3.0.2 „Bakteriologie" und Wirkungsprofile der Spenglersane

Untersuchungsergebnisse von *Kracmar* sind in einer tabellarischen Übersicht im Kapitel 7.3 zu finden!

Dieses Ergebnis kann nur im Zusammenhang mit der Zusammensetzung der einzelnen Spenglersane betrachtet werden, worüber uns folgende neuere Unterlagen vorliegen:

Von den *Spenglersan Kolloiden A, R, und T* stehen auch höher potenzierte Formen als *Spenglersan Antitoxika* zur Verfügung.

Die Bezeichnungen

A1, R1, T1 entsprechen der Verdünnung D 13,
A2, R2, T2 entsprechen D 14 und
A3, R3, T3 entsprechen D 15.

Doch zu den Zusammensetzungen:

Spenglersan Kolloid „T"

enthält 1 ml aus Bouillonkulturen gewonnene und vollkommen entgiftete Bakterientoxine von hochvirulenten Bakterienstämmen:

Mycobacterium tuberculosis typus brevis und humanis,
Mycobacterium tuberculosis typus bovinus Diplococcus pneumoniae,
Streptococcus mucosus.
Antitoxine D 9, gewonnen aus den oben genannten Stämmen.

Indikationen:
Skrofulose und Tuberkulose sowie deren latente und larvierte Ausdrucksformen wie Asthma, Ekzem, Rheuma, Migräne usw.

Dosierung:
1 x wöchentlich 2 x 5 Tropfen (nach Rücksprache und Anweisung des Behandlers auch höhere Dosierung! – Evtl. Temperaturkontrolle) auf die Innenseite der Ellenbeugen auftropfen und bis zur Trockenheit einreiben.

Spenglersan Kolloid „G"

enthält in 1 ml aus Bouillonkulturen gewonnene und vollkommen entgiftete Bakterientoxine von hochvirulenten Bakterienstämmen:

Virus influencae Spengler
Bacillus influencae Pfeiffer.
Bacterium pneumoniae,
Antitoxine D 9, gewonnen aus den oben genannten Stämmen.

Indikationen:
Erkältungskrankheiten, Grippe, Angina, Furunkulose, Entzündungen.

Dosierung:
1 x wöchentlich 2 x 5 Tropfen (nach Rücksprache mit Behandler auch höhere Dosierung! – evtl. unter Temperaturkontrolle) auf die Innenseite der Ellenbeugen auftropfen und bis zur Trockenheit einreiben.
Im Falle einer hochfieberhaften Akuterkrankung 2 x 15 Tropfen, Reaktion abwarten; wenn Schweißausbruch einsetzt und Temperatur fällt, Therapie fortsetzen mit 2 x 10 Tropfen, von Tag zu Tag Dosierung verringern (ausschleichen!), 2 x 8, 2 x 5 Tropfen.
Vgl. Anmerkung nach „Indikationstabelle, Kapitel 5.0 „in Beziehung auf Grippe – die letzte große Seuche" von *W.I.B. Beveridge*!

Spenglersan Kolloid „K"

enthält in 1 ml aus Bouillonkulturen gewonnene und vollkommen entgiftete Bakterientoxine von hochvirulenten Bakterienstämmen:

Streptococcus lanceolatus.
Staphylococcus aureus,
Diplococcus pneumoniae.
Antitoxine D 9, gewonnen aus den oben genannten Stämmen.

Indikationen:
Kreislauferkrankungen, venöse Erkrankungen, Koliken, allergische Leiden wie Asthma, Heuschnupfen usw.
Dosierung:
1 x wöchentlich 2 x 5 Tropfen (nach Rücksprache mit Behandler auch höhere Dosierung!) auf die Innenseite der Ellenbeugen auftropfen und bis zur Trockenheit einreiben.

Spenglersan Kolloid „A"

enthält in 1 ml aus Bouillonkulturen gewonnene und vollkommen entgiftete Bakterientoxine von hochvirulenten Bakterienstämmen:

Mycobacterium tuberculosis typus bovinus
Mycobacterium tuberculosis typus brevis
Antitoxine D 9, gewonnen aus den oben genannten Stämmen.

Indikationen:
Vorzeitige Altersbeschwerden bei Drüsen- und Stoffwechselstörungen, Arteriosklerose, bei hohem Blutdruck, Herzerkrankungen, Nervenerkrankungen, Parodontose, Prostataerkrankungen
Dosierung:
1 x wöchentlich 2 x 5 Tropfen (nach Rücksprache mit Behandler auch höhere Dosierung!) auf die Innenseite der Ellenbeugen auftropfen und bis zur Trockenheit einreiben.

Spenglersan Kolloid „R"

enthält in 1 ml aus Bouillonkulturen gewonnene und vollkommen entgiftete Bakterientoxine von hochvirulenten Bakterienstämmen:

Mycobacterium tuberculosis typus bovinus
Mycobacterium tuberculosis typus brevis
Streptococcus pyogenes
Antitoxine D 9, gewonnen aus den oben genannten Stämmen.

Indikationen:
Rheuma, Gicht, Ischias, Neuralgien
Dosierung:
1 x wöchentlich 2 x 5 Tropfen (nach Rücksprache mit Behandler auch höhere Dosierung!) auf die Innenseite der Ellenbeugen auftropfen und bis zur Trockenheit einreiben.

Spenglersan Kolloid „Dx"

enthält in 1 ml aus Bouillonkulturen gewonnene und vollkommen entgiftete Bakterientoxine von hochvirulenten Bakterienstämmen:

Streptococcus lanceolatus.
Staphylococcus aureus,
Diplococcus pneumoniae.
Antitoxine D 9, gewonnen aus den oben genannten Stämmen.

Indikationen:
Testung aller Herdinfekte an Zähnen, Tonsillen, Nebenhöhlen usw.

Dosierung:
1 x wöchentlich 2 x 5 Tropfen (nach Rücksprache mit Behandler auch höhere Dosierung!) auf die Innenseite der Ellenbeugen auftropfen und bis zur Trockenheit einreiben.

Spenglersan Kolloid „D"

enthält in 1 ml aus Bouillonkulturen gewonnene und vollkommen entgiftete Bakterientoxine von hochvirulenten Bakterienstämmen:

Streptococcus lacticus, – pyogenes, – haemolyticus, – viridans,
Staphylococcus albus, – pharyngis, – aureaus,
Diplococcus lanceolatus,
Mycobacterium tuberculosis typus bovinus und anderen.

Indikationen:
Testung aller Herdinfekte an Zähnen, Tonsillen, Nebenhöhlen usw.
Dosierung:
1 x wöchentlich 2 x 5 Tropfen (nach Rücksprache mit Behandler auch höhere Dosierung!) auf die Innenseite der Ellenbeugen auftropfen und bis zur Trockenheit einreiben.

Spenglersan Kolloid „Om"

enthält in 1 ml aus Bouillonkulturen gewonnene und vollkommen entgiftete Bakterientoxine von hochvirulenten Bakterienstämmen:

Streptococcus lacticus, – pyogenes, – haemolyticus, – viridans,
Staphylococcus albus, – pharyngis, – aureus,
Diplococcus lanceolatus,
Mycobacterium tuberculosis typus bovinus und anderen
Antitoxine D 9, gewonnen aus den oben genannten Stämmen.

Indikationen:
Kreislaufstörungen, venöse Erkrankungen, allergische Leiden in Kombination mit Spenglersan Kolloid A und Spenglersan Kolloid K.

Dosierung:
1 x wöchentlich 2 x 5 Tropfen (nach Rücksprache mit Behandler auch höhere Dosierung!) auf die Innenseite der Ellenbeugen auftropfen und bis zur Trockenheit einreiben.

3.1 Testmethoden für Allgemeinmedizin und Zahnheilkunde

3.2 Durchführung des Spenglersan-Testes (nach Schwarz)

Der Ablauf des Testes hat viel Ähnlichkeit mit der Bestimmung der Blutgruppe im klinischen Betrieb. Ich weise deshalb besonders auf die Literatur hin, wo es ein leichtes sein dürfte, auch den Originaltext dieser Veröffentlichung zu lesen, auf den ich in Auszügen zurückkomme.

„Die Spenglersane sind Kolloide, gewonnen aus dem Serum von Tieren, die mit entsprechenden Krankheitserregern beimpft worden sind. Je nach dem Verdünnungsgrad liegt der Akzent einmal auf der Toxin– einmal mehr auf der Antitoxinseite."

Wirkungsprinzip:
Sind im Blut eines Menschen als Folge einer durchgemachten Erkrankung Antikörper vorhanden, so bilden sie mit dem jeweiligen Spenglersan, das als Antigen wirkt, eine Reaktion. Die zellulären Antikörper (die humoralen Antikörper werden nicht diskutiert!) liegen auf der Oberfläche der Erythrozyten.

Die Antigen-Antikörperreaktion bedingt eine Ballung der Erythrozyten (Agglutination). Der Agglutinationsgrad der Erythrozyten ist gleichzeitig ein Maß für die Höhe des Antikörpertiters.

Vorgang:
Die Objektträger werden fortlaufend mit je 1 Tropfen des entsprechenden Kolloids beschickt (insgesamt 3 verschiedene Tropfen Spenglersan je Objektträger). – Mit einer Ecke des 5. Objektträgers wird 1 kleiner Tropfen Blut abgestreift und mit dem Spenglersantropfen vermengt. Erneutes Abstreifen eines neu herausgepreßten Blutstropfens mit der 2. Objektträgerkante und Vermengen mit dem 2. Spenglersan-Kolloid. Jeder Kolloid-

tropfen wird mit einem Bluttropfen unter Zuhilfenahme einer neuen Objektträgerecke vermengt. Also stets neue Ecke nehmen! 5 Minuten stehen lassen.

Ergebnis:

In der Regel ergibt schon die makroskopische Ansicht grobe Hinweise. Mikroskopische Hinweise mit der geringsten Vergrößerung des Mikroskopes:

sehr große Ballung	+++
große Ballung	++
feine Klumpung	+

Keine Agglutination: negativ. Übergänge dazwischen sind möglich. Spenglersan G hält sich nicht an diese Ordnung. Hier sind die Erythrozyten regelmäßig hämolysiert. Die Leukozyten bleiben ganz.

Die Untersuchung ist reproduzierbar. Spenglersan Dx ist dem K, D, Om analog. D und Dx haben mehr Toxincharakter und werden deshalb als Diagnostika, K und Om wegen ihrer wesentlich höheren Verdünnung und ihrem Akzent auf der Antitoxinseite als Therapeutika benutzt.

Diagnostische Bedeutung:

Spenglersan T	diagnostiziert Infekte aus dem Formenkreis des *Koch*schen Bazillus, Typus humanus;
Spenglersan R	solche Infekte aus dem Formenkreis des Typus bovinus;
Spenglersan G	diagnostiziert Grippeinfekte;
Spenglersan D bzw., Spenglersan Dx	zur Auffindung von Foci sind neben anderen biologischen Tests heute durchaus gängig.

Üblicherweise wurden die Testergebnisse (wie z.B. von *Elsen*, wie folgt angegeben:

Testergebnis, zum Beispiel:

A	–
K	+++
R	+

T	+
G	++
Om	–

Die Zeichenerklärung bedeutete:
negativ: –, schwach positiv: +, mittelstark positiv: ++, stark positiv: +++, fragliche Ergebnisse: (?).

Auf der 26. Ärztetagung in Bad Godesberg berichtete *Rilling* „über die Statistik des Schwarz-Testes". Dies war möglich durch eine Zuordnung *Testergebnis – System – Diagnose; 3715* Einzeltests bei bekannter Diagnose wurden ausgewertet.

1. Stelle K: 3294 +
   Herz- und Kreislauferkrankungen stehen bei der Bevölkerung einschließlich Diabetes an erster Stelle. Hier und bei A werden wir das Millionenheer der Hypertonie-Kranken und der Diabetiker wiederfinden.
2. Stelle E: 3183 +
   „Erblues" überraschend oft positiv, Sünden der Väter und Mütter ! – Ob die heutige Bedeutung der Realität luischer Belastungen durch Belastung der Intima der Gefäße „Mesaortitis luica" gerecht wird mögen die Pathologen entscheiden.
3. Stelle R: 3094 +
   vgl. „skrophulöse Belastung" im eigentlichen Sinne! Das statistische Bundesamt sprach in jener Zeit von 14% aller Kranken mit „rheumatischen Erkrankungen".
4. Stelle T: 3080 +
   gleich „R" die skrofulös-tuberkulöse Belastung, vgl. die Zusammensetzung der Kolloide.
5. Stelle A: 3051:
   Ähnlich K: Herz-Kreislaufbelastung
6. Stelle G: 1138 +
   „Grippale Infekte"
7. Stelle Dx: 1972 +
   Fokale Belastungen (relativ niedrig!)
8. Stelle Om: 312 +
   in Anbetracht der Krebshäufigkeit (heute, 1989) überraschend niedrig.

3.3 Spenglersan als „Diagnostikum" speziell im Bereich fokaltoxischer Belastung nach Anwendung von Spenglersan Dx oder Deltox

Mit der diagnostischen Wirkung der Spenglersane beschäftigen sich, der überragenden Bedeutung des Fokalgeschehens wegen, weitaus dominierend die Zahnärzte.

Glaser-Türk (Die Therapiewoche, 1958/9)

Diese Arbeit ist auch heute noch von übergeordnetem Interesse, doch müßte geplant werden, diese Publikation ähnlich denen von *Altmann* und anderen Koryphäen der Zahnheilkunde seitens des Herstellerwerkes als Sonderdruck zur Verfügung zu stellen: In Auszügen folgen hier die m.E. wichtigsten Passagen, die teilweise natürlich auch nicht der aktuellen Situation – so gibt es keine Ampullen mehr – entsprechen. Es war mir trotzdem eine freudige Überraschung, als mir Herr Dr. med. dent. *Ralph Türk*, der Sohn der Autorin, bestätigte, daß die diagnostisch – therapeutischen Gedankengänge und die Schlußfolgerungen dieselben geblieben wären, wie zur Zeit der Abfassung des genannten Artikels.

Technische Anwendung:

„Der Patient soll mit dem Handballen, in die Ellenbeuge des anderen Armes eine Ampulle zunächst Spenglersan Dx, tropfenweise gründlich verreiben. Während der Wirkungszeit des Tests soll möglichst kein Metallschmuck am getesteten Arm gelassen werden, um lokal elektrophysiologische Nebenwirkungen auf Haut und Gewebe auszuschalten. Der Patient ist danach anzuhalten, den Ablauf der Reaktion zu beobachten und evtl. auftretende Sensationen, zeitlich angeordnet, schriftlich zu notieren. Im Durchschnitt tritt die Reaktion innerhalb von 5 bis 48 Stunden in Erscheinung und hält 2-3 Stunden an. Spätreaktionen werden von Autoren bis zu 7 Tagen berichtet (*Raven, Proell*). Bei negativem Ausfall erfolgt die einmalige Wiederholung der Testung nach 48 Stunden mit Spenglersan D, das einen geringeren Zusatz an Bakteriolysinen hat.

Eine häufigere Testung hat keinen diagnostischen Wert mehr, denn sie wird allmählich zu einer Therapie der langsamen Desensibilisierung. Diese ist *vor* der Herdentfernung nach unserer Erfahrung zu vermeiden, weil damit im Durchschnitt *nur flüchtige Erfolge erreicht werden*. Eine gleichzeitige Badekur (Moor, CO_2) während der Diagnostik verstärkt die

Spenglersanwirkung, gleichzeitige Gaben von starken schmerzlindernden oder sedativen Medikamenten schwächen die Reaktion bis zum negativen Ausfall ab.

Welche Reaktionen gelten für die Auswertung als wesentlich?

1. die Verstärkung der Symptome am Fokus selbst,
2. die gleichzeitige Verstärkung der Fernwirkung.

Durch Spenglersan könnten sich mehrere aktive Herde gleichzeitig provozieren lassen. Aus der Natur der Präparate sind die Symptome nie heftig, aber trotzdem deutlich."

Die diagnostisch angewandten Spenglersane D und Dx haben folgende Vorzüge:

1. Die bei anderen heroischen Provokationsmethoden (Pyrifer, Antisepton) mögliche drastische Verschlimmerung am Fokus selbst und an der Peripherie wird beim Spenglersan vermieden durch die homöopathische Dispersion. Diese garantiert eine zartere Provokation und eine langsamere Reaktion. Eine heftige Gallenkolik oder das Akutwerden einer Tonsillitis mit Gelenksymptomen nach einer Testung gehört zu den großen Seltenheiten.

2. Durch den Ausfall der Eiweißanteile bleiben nur noch hochungesättigte Fettsäuren zurück – etwa vergleichbar mit dem Elpimed von *Pischinger*. Dadurch entfällt weiterhin die Gefahr eines anaphylaktischen Schocks und überhaupt einer allergischen Reaktion.

3. Die perkutane Verabreichung des Spenglersan ist für Arzt und Patient einfacher, angenehmer und ungefährlicher als die bei anderen serologischen Testverfahren üblichen Injektionen.

4. Obwohl auf der einen Seite stumme, ruhende Herde unerfaßt bleiben können, wird die Diagnose durch Spenglersan D andererseits erheblich erweitert, denn häufig können klinisch und röntgenologisch nicht erfaßbare Herde mit aktiver Fernwirkung durch diesen Test allein bemerkbar gemacht werden.

5. Das Präparat ist wirtschaftlich und in der täglichen Routinearbeit schnell und ohne Hilfskräfte anzuwenden.

6. Die Methode ist für jeden Praktiker leicht erlernbar.

7. Die Herdkranken, die Spenglersan-positiv reagieren, sind besonders geeignet, nach der Herdentfernung mit den therapeutischen Spenglersanpräparaten K, Om, G, R, A und E nachträglich desensibilisiert zu werden. Diese therapeutische Möglichkeit des Spenglersans als Folge einer gezielten Fokaldiagnostik sollte gerade auf dem Therapiekongreß dem Praktiker nahegebracht werden. Zur Orientierung im einzelnen gibt es darüber Veröffentlichungen und Vorträge mit klinischen Beispielen von anderen Autoren und von mir selbst in größerer Zahl (*Altmann, Glaser, Hochleitner, Kerkhoff, Meckel, Proell, Raven, Singer, Thielemann*).

8. Ein weiteres Positivum ist die interessante Tatsache, daß mit Spenglersan provozierte Herde durch Impletol anulliert werden konnten (*Adler*). Solche Stellen sind als gleichzeitige neurale Störungsfelder gekennzeichnet und eignen sich besonders für kombinierte Nachbehandlung und Umstimmung mit Impletol und Spenglersan.

9. Zum Schluß gilt als weiterer, wesentlicher Vorzug für die diagnostische Teamarbeit, daß alle eingangs erwähnten elektro-physiologischen Testmethoden durch vorbereitende Provokation mit dem Spenglersan Dx und D im Erscheinungsbild verstärkt werden. Diese Beobachtungen konnten *Türk* und *Glaser* im Versorgungskrankenhaus Bad Pyrmont klinisch belegen. Es wurden große Untersuchungsreihen durchgeführt in Kombination mit Spenglersanprobe mit der kathophoretischen EHT-Untersuchung nach *Gehlen* und *Standel*. Wie bekannt, zeigt das EHT-Gerät durch kathophoretische Ionenverschiebung unphysiologische Zustände in der Tiefe des Gewebes auf der Hautoberfläche an. Die Reaktionen erscheinen als hyperästhetische oder hyperämische rote Zonen. Diese Erscheinungen, wenn sie herdbedingt sind, werden verstärkt durch vorherige Gaben von Spenglersan D oder Dx (perkutan). – Durch den Zusatz von Bakteriolysinen beim Spenglersan D und Dx wird, wie eingangs erwähnt, die Blockade des erkrankten Mesenchyms vorübergehend aufgehoben und die Reaktionsfähigkeit auch für die Störungen im EHT-Test verstärkt. Für den Praktiker ist hier nur zu erwähnen, daß Schwerkranke nicht unmittelbar nach diesen kombinierten Testungen saniert werden sollen, weil diese dadurch vorübergehend in einen etwas hyperergischen Zustand kommen können. Der starke zusätzliche Reiz einer operativen Herdentfernung wird dann nicht gut vertragen. Nach ca. acht Tagen hat sich das Gleichgewicht wieder hergestellt.

Deshalb sollten auch hier die vielfach noch heute gültigen Ausführungen von Frau *Glaser* berücksichtigt werden, die sie bereits (1958/59) ausführte und die nach meiner Überzeugung auch heute noch Gültigkeit haben.

Proell (Die Medizinische, 1952) hat die *Zahntestung* wie folgt beschrieben.

„Zur Testung wird zuerst 1 Ampulle Spenglersan Dx, dann nach 2 Tagen eine Ampulle D in die Haut des Unterarmes eingerieben." Darauf kurzfristige, teils ganz leichte Schmerzreaktion im Herd und in den sekundär befallenen Organen, meist in erkrankten Zähnen oder Tonsillen. Bisher bekannt gewordene Erfolgsziffern liegen bei 60-80% der Fälle."

3.4 Dosierung

Schon in den frühen 70er Jahren waren Ansätze vorhanden, bei einem Krankheitsbild entsprechend den ermittelten Werten auch eine abgestimmte – nicht schematisierte – Tropfenmenge zu verordnen, doch blieben diese Bemühungen mangels Interesse breiterer Therapeutenkreise und der selbstlosen Kooperation zum Zwecke weiterer Erforschung der Zusammenhänge einfach unvollendet.

Es verdient aber der historischen Wahrheit wegen festgehalten zu werden, daß wir damals schon meßbare Unterschiede – in Abhängigkeit vom aktuellen „vegetativen Potential" (was der vielzitierten, aber bis zu diesem Zeitpunkt nie meßbar dargestellten „vegetativen Ausgangslage" exakt entsprochen hätte), ermitteln und mit empirisch gewählter Optimaldosis auch gezielt therapieren konnten.

Erfahrungswerte, wie sie auch heute wieder auf den Beipackzetteln zu lesen sind, lagen natürlich immer vor.

Waag (aufgrund seiner Erfahrungen besonders im Hinblick auf Tbc.) hatte damals schon empfohlen: „Je aktiver der Prozeß, desto kleiner die Dosen, um so langsamer wird gesteigert. Beginn 5 Tr. T, nach 2 Tagen 5 Tr. R, 2*stündliche Temperatur-Messung*, dann wieder R. Steigerung 10-15 Tropfen. Messungen nach Stoß mit 40 Tropfen R oder T."

3.4.1 Gegenindikationen*

Altmann, der bekannte Wiener Zahnkliniker, stellte aufgrund seiner langjährigen Erfahrung fest:

Kontraindikationen:

Bei Patienten bei denen mit der Gefahr einer Hämoptoe gerechnet werden muß und in einer Arbeit in der Ärztlichen Praxis (1966), ergänzte er: schwere Herzdekompensation, hochgradige Herzrhythmusstörungen, Stenokardien, schwere Nephropathien und Thyreotoxikosen.

Nebenwirkungen:

Selten und meist in geringem Umfang: Kopfschmerzen, Müdigkeit, Schwindel, und sporadisch allergische Reaktionen.

3.4.2 Einfluß des Biorhythmus

Eine besondere Berücksichtigung des *Biorhythmus* ist aus dem einfachen Grunde *nicht* erforderlich, weil z.B. eine *Fieberreaktion immer eine Dominanz des Sympathikotonus* (vgl. auch „vegetative Gesamtumschaltung", *Hoff*) darstellt. Ähnlich liegen die Verhältnisse auch beispielsweise beim Karzinom: Es gibt (worauf noch viel zu wenig geachtet wird!) klassische parasympathikotone Karzinomformen; Endstadien sind *immer* parasympathikoton. Aber es gibt eben *auch* Erkrankungen neoplastischer Art (Seminome, Portiokarzinome), die primär eine sympathikotone „Schaltung" erkennen lassen. Dadurch ergibt sich schon durch den Testbefund vielfach ein Hinweis auf das wirksame Spenglersan.

3.5 Wirkung

Auch hier liegen umfangreiche Beobachtungen vor, so z.B. von *Geiger*, er empfiehlt: „akute Zustände erfordern höhere Dosierung als chronische."

---

* Ausführungen beziehen sich im wesentlichen auf Deltox (nicht mehr im Handel!)

Nach übereinstimmender Meinung aller Beobachter und Anwender fühlen die Patienten schon nach wenigen Minuten – z.B. im Falle einer akuten *Rhinitis* – eine „Veränderung" ihres Befindens.

Die Beurteilung der „Geldrollenform" spielte immer eine wichtige Rolle, auf deren Beeinflußbarkeit durch Spenglersan-Therapie wurde immer wieder hingewiesen.

Wie ein roter Faden durchzieht die „*Dunkelfeldmethodik*" auch die Spenglersan-Ärztetagungen. Man berichtet über „Geldrollenform", sonst kaum so eindrucksvoll nachweisbar, und man wird das Gefühl nicht los, daß auch die Medizin nicht frei von „Modeströmungen" ist. – Wenn man erst auf 4 Jahrzehnte eigener täglicher Beobachtungen zurückblicken kann, dann erinnert man sich nur noch an die Entdeckung der „Treponema pallidum" der Spirochäte, die vor allem im Dunkelfeld erkennbar ist; 1905 entdeckten *Schaudinn* und *Hoffmann* den Erreger der Syphilis.

1934 berichtet *von Brehmer* in der „Medizinischen Welt" über die „Siphonospora polymorpha *v. Brehmer*". Sie spielte bei „Fokalproblemen" eine entscheidende Rolle und sollte auch für das Krebsproblem eine Schlüsselstellung einnehmen (was sich aber weder halten, noch – bis heute – bestätigen ließ). *Von Brehmer* aber war Dr. phil., nicht Arzt, was sicher der Ausbreitung seiner Gedankengänge, trotz temperamentvollen Forschens und hervorragend organisierter Tagungen, doch noch im Wege stand.

Misgeld (1959) führte aus:

„Ich darf erwähnen, daß Herr *Meckel* sich leider infolge äußerer Schwierigkeiten vergeblich bemühte, die beiden Forscher *von Brehmer* und *Carl Spengler* zu gemeinsamer Forschung und praktischer Einsicht zu fusionieren".

Von *Schilling* erschien 1934 eine Arbeit in der „Medizinischen Welt" über „Untersuchungen über Siphonospora polymorpha *v. Brehmer*", ohne jedoch von seiten der Klinik weitere Experten der Hämatologie oder Virologie anzuregen. Man erinnere sich der IFA (Internationale Freien Akademie), der Tagungen vor allem in Bad Kreuznach und der Aktivitäten *von Brehmers*, die ihren Niederschlag in beachtlichen gedruckt vorliegenden Tagungsberichten fanden; aber auch an die erste

Veröffentlichung *von Brehmers* über die Dunkelfelddiagnostik und spezifische Färbungen, die dann auch einmal ihre Kopie im „*Scheller*-Test" fanden. – (Es wäre sicher eine reizvolle Aufgabe verwandtschaftliche Beziehungen zwischen der Original-Spenglerfärbung, der Färbung die *von Brehmer* angab und der Methodik von *Scheller* aufzuzeigen!)
Von *Scheller* erschien (nach seinen neueren eigenen Forschungsergebnissen) 1953 ein Band „Krebs als Viromykose" und ein Band „Krebsschutz".

Die Klinik nimmt jedenfalls, soweit mir bekannt, im klinischen Alltagsbetrieb von allen Möglichkeiten vitaler Lebendblutbeobachtungen wie sie im Dunkelfeld möglich sind, keine Notiz.

Nicht nur *Misgeld* (14. Ärztetagung [1959]) hat davon berichtet, daß bereits nach 10 bis 30 Minuten sich ganz andere Dunkelfeldbilder nach *Applikation von Spenglersan* ergeben.

Auch hier sollten sich die praktischen Anwender und die theoretisierenden Wissenschaftler öfter an einen Tisch setzen, denn mit der *Brown*schen Molekularbewegung (in fast allen Arztgehirnen merkwürdigerweise fest etabiliert und engrammiert!) hat das absolut nichts zu tun, was wir im Alltag sehen können. *Brown* war schließlich Botaniker und hat seine Beobachtung 1827 erstmals beschrieben!

v. Brehmer, Issels, Misgeld und viele andere versuchten, die „Qualität" des Blutes, die Beobachtung des lebenden Blutes im Dunkelfeld mit dem Allgemeinzustand des Patienten, seiner Krankheit und seiner „Erbbelastung" in Beziehung zu setzen.

In der „Einführung in die Geschichte der Hämatologie" von *v. Boroviczeny* wird *Hewson* zitiert, der bereits 1773 (!) die „Geldrollenform" beschrieben haben soll. Es ist also sicher keine moderne Beobachtung; gleichermaßen hat die Klinik davon nie Notiz genommen bzw. versucht diese pathologische Form der Erythrozyten gezielt zu verändern. Hinweise oder auch nur die Nennung der Dunkelfeldbeobachtung (am lebenden Blut!) sucht man in diesem sonst ausgezeichneten Band jedoch vergeblich. In den letzten Jahren ist es auch auf Kongressen und Tagungen um die Dunkelfelddiagnostik – leider – ruhiger geworden; ich darf aber das Ehepaar *Farrensteiner* (1968) mit einer hervorragenden Bilddokumentation erwähnen und auch *A. Weber* (1975 ?), unabhängig von den Schlüssen, die wiederum von diesen völlig neuen Befunden zu alten Erkenntnissen führen mußten.

3.6 Nebenwirkung

Zinzius (Tagung und Therapiewoche, 1959) schreibt von folgenden Nebenwirkungen:
Schweißausbrüche, Tachykardien, Kollapsneigung, Reaktionen im Bereich des Trigeminus, des Ischias, der Gallenblase, der Adnexe oder des Blinddarms.

Altmann (1964, „Die Spenglersantherapie") wiederum berichtet:
„Ich muß ergänzend dazu vermerken, daß mir das Maß von ‚Nebenwirkungen' nach immerhin 35jähriger täglicher Anwendung in der Praxis als bedeutungslos eingestuft werden kann, vorausgesetzt natürlich, man übertreibt die Dosierung nicht."
Stoiber hat einmal treffend formuliert: „Die Körperstellen geben laut!"

3.7 Dauer der Behandlung

Lassen wir wiederum *Altmann* zu Wort kommen, der zur Dauer der Behandlung ausführt:
„Am zweckmäßigsten 3 Monate, evtl. 4 Wochen; das Intervall zwischen den einzelnen Einreibungen beträgt 3 bis 4 Tage. Doch soll auch *Waag* noch einmal genannt werden: je aktiver ein Prozeß, desto kleiner die Dosen, um so langsamer wird gesteigert."

3.8 Beobachtungen beim Karzinompatienten

Von *Issels* (4. und 18. Godesberger Ärztetagung) liegen zwei noch immer wichtige Äußerungen vor:
„Das Spenglersan, das die Temperatur fallen läßt, ist das Mittel der Wahl" und – auch heute vielleicht wert, wiederholt zu werden – „Die Beseitigung der ‚maskierten Tuberkulose' gehört zur internen Krebstherapie".

Die von *Rilling* 1989 veranlaßten „Immunstatus"-Untersuchungen sprechen für die Richtigkeit der damals von *J. Issels* schon erkannten Wirkungen.

4.0 Hinweis auf Tagungsberichte der Spenglersan-Ärztetagungen in den Jahren 1949-1974

Tagungsberichte der Spenglersan-Meckel Ärzte-Veranstaltungen.
(Die Tagungen fanden zumeist in Bad Godesberg unter der Leitung von Herrn Dr. *Raven*, Bad Godesberg-Mehlem, statt.)

In diesem Überblick wurden die wichtigsten und interessantesten Vorträge referiert und auch zeitlich (in welchem Jahr, auf welcher Tagung) fixiert.
Eine wortgetreue Wiedergabe der Referate über 26 Veranstaltungen würde Bände füllen!

Eine Zusammenfassung der Vorträge wurde jahrelang, unter Verwendung der zur Verfügung gestellten Manuskripte der Redner, in dankenswerter Weise von der Fa. *Paul A. Meckel* (Spenglersan) arrangiert. So wurde daraus ein Stück medizinischer Geschichte, deren Wiedergabe natürlich subjektiv gefärbt sein muß, denn sonst wäre eine Zusammenfassung aller je gehaltenen Vorträge (mit allen Schwierigkeiten der unvermeidlichen Wiederholungen) daraus geworden.

Da, wie wiederholt geäußert, besonderer Wert auf die Originalität einzelner Beobachtungen gelegt wurde, sind möglicherweise auch mehrfache Hinweise teils unvermeidlich, teils auch beabsichtigt. – So hat sich um die Testung vor allem *P. Schwarz* (Stuttgart) angenommen; für die kontrollierte *Temperaturmessung** haben sich ganz früh *Waag* (Reutlingen) und später immer wieder *Maurer* (Parsberg) eingesetzt. Auch die „vegetative Meßbarkeit" ist keine Marotte geblieben, sondern nach mehreren Millionen von Einzelmessungen hat ein moderner Leser Anspruch auf das, was schon vor mehr als 20 Jahren – in der Zwischenzeit wieder einmal obsolet geworden und in Vergessenheit geraten – an gesicherten Ergebnissen vorlag.

* Dafür hatte die Fa. Spenglersan-Meckel in früheren Jahren eigens Vordrucke zur Verfügung gestellt.

Um den Umfang dieser Veröffentlichung nicht zu groß werden zu lassen, wurde auf die detaillierte Wiedergabe der einzelnen Vorträge verzichtet. Bei sich abzeichnendem Interesse hat sich die Fa. Meckel* bereit erklärt, diesen Text an Interessenten abzugeben oder – soweit noch vorhanden – auch Separata der einzelnen Referate zur Verfügung zu stellen.

* Fa. Meckel, Pharmazeutische Präparate, Postfach 12 72, 7580 Bühl/Baden

5.0 Indikationsliste für Spenglersan-Medikation (nach bisherigen jahrzehntelangen Erfahrungen)

„Die Praxis hat sich für die Verwendbarkeit der Präparate entschieden ... und daß uns die Wissenschaft nichts sagen könne und daher der Praktiker das Wort habe".
Altmann / Döpke
(Ärztl. Praxis, 1966)

Man kann nach bisherigen Erfahrungen aber auch nach klinisch diagnostischen Gesichtspunkten therapieren sowie ohne vorangegangene Testuntersuchungen Versuche machen.
Ganz in diesem Sinne drückte sich – auf den ganzen Organismus bezogen, *v. Kress* (Excerpta immunologica 1985) aus, wenn er sagte:

„Jede Krankheit greift tief in das Immunsystem ein. Darum ist keine Therapie erfolgreich ohne Beistand des Immunsystems."
(*von Kress*, Vorwort *Mayr, Bräuner*)

Altmann hat speziell für die Zahnheilkunde, aber auch von allgemeiner Gültigkeit, Indikationen aufgestellt:

1. Als für die herdbezügliche Nachbehandlung mit Spenglersan besonders geeignet halte ich Patienten mit deutlicher Allgemein- und Herdreaktion auf das Spenglersan D bzw. Dx.
2. Alte Leute, bei denen der Allgemeinzustand eine schonende Nachbehandlung notwendig erscheinen läßt.
3. Arthrosen, denen ein Herdgeschehen „aufgepropft" ist.
4. Herdpatienten mit Tuberkulose in der persönlichen oder in der Familienanamnese.

Indikationsbereich für die Spenglersan-Therapie geordnet nach Krankheiten:

(über Dosierung — siehe Kapitel (3.4)
Wirkungseintritt und Nebenwirkungen — siehe Kapitel (3.6)
Dauer und Häufigkeit der Anwendung — siehe Kapitel (3.7)
d.h. einschlägige Abschnitte!)

Krankheit (Diagnose)	Autor	Literaturangabe
Abszeß	*(Zinzius)*	(G)
Adipositas	(gemäß Test)	
Allergie	*(Misgeld)*	(K.A,G)
Altersbeschwerden (s. Geriatrie)	(Erfahrung)	(T)
Alopezie	*(Zinzius)*	(A,T)
Amenorrhö	(gemäß Test)	
Anämie	(gemäß Test)	
Angina tonsillaris	(Erfahrung)	(G)
Anosmie	*(Hochleitner)*	(G)
Arteriosklerose	*(Misgeld)*	(K,A)
	(Hochleitner)	(A)
Asthma bronchiale	(Erfahrung)	(T)
Appendizitis	...	
Athrititis (Arthrose)	*(Hochleitner)*	(R,T)
Asthenie	...	
Augenkrankh.	(gemäß Test)	
Carzinom	*(Issels)*	(R,T,K,A)
Colitis	...	
Coxitis	*(Misgeld)*	(T,R)
Cystitis	...	
Diabetes	...	
Drüsentbc. (Hilus-)	*(Schwamm)*	(R,T)
Dyskrasie (s. Skrofulose)		
Dysmenorrhö	...	
Dystrophia adiposog.	*(Schwamm)*	(G,R)
Ekzeme	(Erfahrung)	(G,T)
Entwicklgsstrg. (Spasmophilie)	*(Hochleitner)*	(zumeist T)
„Erbviruserkrankungen"	...	
Erosio simplex	*(Bergmann)*	(G) Tampons
Erysipel	*(Bergmann)*	(G)
Fisteln (Anal-u.a.)	*(Misgeld)*	(A,T)
	(Bischoff)	(A,T)
Fluor genitalis	*(Bergmann)*	(G) Tampons
Furunkulose	*(Bischoff)*	(G.K,R)
Gallensteine	(gemäß Test)	
Gastritis (Ulcus vent.)	*(Hochleitner)*	(G)

Grippale Infekte	(Erfahrung)	(G) (*)
Herpes zoster	*(Bergmann)*	(G)
Herzinsuffizienz	*(Schwamm)*	(G,R)
Heufieber	*(Bergmann)*	(G)
Hypotonie	*(Raven)*	(K,A)
	(Hochleitner)	(K,A)
Hypertonie	*(Raven)*	(K,A)
Hyperhidros. (nachts, Extremitäten)	...	...
Hypertrichosis	*(Issels)*	(R)
Hämorrhoiden	(Erfahrung)	(T)
Karbunkel	*(Bergmann)*	(G)
Konstitutionelle Erkrankungen	(gemäß Test)	
Lebererkrankungen	*(Folkert)*	(K,R)
Lähmungen	...	
Lungenerkrankungen	*(Folkert)*	(G,K,T)
Lymphdrüsenschwellungen	*(Bergmann)*	(G,T)
Mastitis	*(Raven)*	(G)
Mammaadenom	*(Martin)*	(Om)
Megakolon	*(Folkert)*	(A,T)
Menstruationsstörungen	...	
Mesenchymerkrankungen	*(Folkert)*	(A,T)
Meteorismus	...	
Migräne	*(Martin)*	(K,R)
	(Raven)	(K,R,T)
Mongolismus (Kretin)	*(Hochleitner)*	(K)
Morbus Basedow	*(Hochleitner)*	(K)
	(Folkert dto)	
Multiple Sklerose	*(Beck)*	(A,T,K,R)
Neuritis N. ischiadicus	(Gemäß Test)	
„Nervenerkrankungen"	*(Folkert)*	(K,A,G)
Neuralgien	*(Misgeld)*	(R,T)
Nierenerkrankungen	*(Folkert)*	(A,Dx,T,K)
Ödeme	*(Raven)*	(G)
Obstipation	...	
Otitis	*(Bergmann)*	(G)
Pertussis	*(Hochleitner)*	(T,K)
	(Martin)	(R,T)
Pleuritis	*(Waag)*	(T,R)

Pneumonie	*(Raven)*	(G.K.) 4-6 mal tägl.
Polyarthritis	*(Geiger)*	(T)
Prostatitis	*(Meckel)*	(A)
Prostatahypertrophie	*(Martin)*	(Om)
Pruritus	(Erfahrung)	(T,R, evtl. G)
Psoriasis	*(Hochleitner)*	(K,A)
„rheumat. Formenkreis"	*(Schwamm)*	(G,R)
	(Hochleitner)	(R,T)
Pylorospasmus	(Firmeninfo:)	(R) auf Bauchhaut
Rhinitis	*(Bergmann)*	(G)
Sinusitis	*(Bergmann)*	(G)
Skrofulose	(alle Autoren)	(R,T)
Star (grauer)	*(Hochleitner)*	(A)
Streptokokkeninfektion	*(Hochleitner)*	(G,K,T)
Struma	*(Misgeld)*	(A,T)
Tonsillitis	(Erfahrung)	(G)
Tremor	(Erfahrung) (gemäß Test)	(A), evtl. T
Tuberkulose	*(Waag)*	(T,R) Temp. Messung
	(Hochleitner)	(T)
Ulcus cruris (Varizen)	*(Geiger)*	(gemäß Test)
Unfälle (Schwellungen)	(Firmeninfo:)	(G)
Urtikaria	*(Zinzius)*	(R,G,T)
Verrucae	(gemäß Test)	
Wespen (Insektenstiche)	*(Raven)*	(G)
Zahnheilkunde	*(Altmann, Glaser-Türk)*	
– Parodontose,	*(Maurer)*	(Dx, Test)
– Periodontitis		
– Zahnfisteln; – Füllung Wurzelkanal		

* Noch während der Textverfassung für diese Indikationstabelle kam nach langem Suchen eine hochinteressante primär englische Literatur von *Beveridge* „Grippe – die letzte große Seuche" in meine Hände, und ich kann *Kollath* nicht vergessen, der einmal formulierte: „*Vieles ist*

bekannt, leider in verschiedenen Köpfen", und ich kann, selbst auf die Gefahr „unwissenschaftlich" zu agieren, nur hoffen, daß durch diese Lektüre die Zahl der an Grippe – durch wöchentliche perkutane Spenglersan-„G"-Prophylaxe – noch zu behandelnden Patienten fällt und das Wissen um diese Möglichkeiten einer nebenwirkungsfreien Therapie zugunsten unserer Patienten zunehmen möge!
Ähnlich verhält es sich mit anderen zum Thema Grippe (*Kellner*, Dissertation, 1972) oder „Der Schnupfen" *(Eigler; Findeisten* et.al. 1960), gehörenden Veröffentlichungen; es wird (fast) alles diskutiert, angesprochen. Immunotherapie und Spenglersan Kolloide werden jedoch nicht genannt.

In der „Ärztezeitschrift für Naturheilverfahren" (1/90) berichtet *Grüger* unter dem Titel „Warum helfen Spenglersane bei so vielen Krankheiten?" über diese Behandlung, die „gezielt und gekonnt eine erfolgreiche Therapie für den praktischen Arzt bedeutet und in der Hand des Kundigen insbesondere chronisch Kranken unübersehbaren Segen stiftet".

Insofern decken sich unsere Wünsche und Vorstellungen über die Notwendigkeit und Berechtigung der weiteren Verbreitung des Gedankens der Spenglersantherapie. Einzelheiten sollte der interessierte Leser in der Originalveröffentlichung nachlesen.

6.0 Geschichtliche Entwicklung

> „Der Gang der Wissenschaft gleicht dem Lauf einer Spirale. Sie schreitet stetig fort, indem sie sich immer weiter vom Zentrum entfernt und doch immer wieder, gleich der Kreisbewegung, zu den früheren Radien zurückkehrt. Kurzsichtige bemerken entweder nur das Fortschreiten und übersehen die Rückkehr, oder glauben im Gegentheil nur eine Kreisbewegung zu erkennen, und der Fortschritt entgeht ihnen. Die Wissenschaft aber dringt unaufhaltsam zur Ewigkeit vor, ist indess stets gebunden an die beschränkenden Radien der menschlichen Erkenntnis."
> (*Waldenburg*, 1869)(!) – *Textgestaltung der Zeit*

(siehe auch Biographien; 1.1.1/1.1.2/1.1.3 und Kapitel 3.1)

Ähnlich äußerte sich *Virchow* (zit. *Mannebach*), wenn er ausführte:

> „Die Geschichte zeigt, daß die Anschauungen der späteren immer wieder auf Punkte zurückkommen, welche die frühere Beobachtung schon erledigt zuhaben glaubte, und gerade in unserer Zeit, wo so wenige die Muße finden, die Wissenschaft historisch zu studieren, ist es vielleicht eher gerechtfertigt, das Ältere wieder in den Gesichtskreis der nachwachsenden Generation zu rücken."

Paul Meckel, selbst Patient bei *Spengler*, berichtet in seiner Informationsschrift „Dr. med. Carl Spengler und seine Forschungsergebnisse": „Er selbst war 1906, mit einer hochaktiven Lungentuberkulose bei Gaffky 7 in Behandlung bei *Spengler*. Dieser Chirurg war also ‚Gegenspieler' von *Sauerbruch*. So kam aber zu der Erkenntnis, ‚Wir können die Heilung auf chirurgischem Weg *nur* unterstützen'. *Carl Spengler* und sein Vater wendeten das von *R. Koch* entwickelte Tuberkulin an, darüber hatte *R. Koch* in der Dtsch. Med. Wschr. 23, (1897) 209-213 berichtet."

Publikationen von *C. Spengler* erregten das Aufsehen *R. Kochs*, so daß er ihn nach Berlin holte, wo er von 1892-1904 wirkte. *Spengler* fand nun – mit *Koch* über die Verschiedenheit der Tuberkuloseerreger übereinstimmend –, daß das von ihm angefertigte „Perlsuchttuberkulin" wesentlich mildere Reaktionen zeigt, als mit dem Originaltuberkulin.
Spengler veröffentlichte 1902, 1905/07 über die Feststellung, daß die Abwehrkraft einer unter dem Mikroskop festzustellenden Degeneration der Tuberkelbazillen parallel verläuft.
Pikrinfärbung und *Ziehl*sche Methode führten zum Nachweis der „Tuberkelbazillensplitter" (Sporenform). Diese „Splitter" konnten auf geeigneten Nährböden wieder zu vollvirulenten Tuberkelbazillen gezüchtet werden. Diese Tuberkelbazillensplitter wurden später von *Much* als „*Much*sche Granula" weltbekannt. (Nicht bei *Garrisson-Morton* erwähnt!)

Die Immunkörper bilden sich **in** den Erythrozyten!

Über Mischinfektionen schreibt *Spengler* in der Festzeitschrift zum 60. Geburtstag: „Je aktiver die Tuberkulose, desto deletärer die Mischinfektion".

Schon 1919 sind *Spengler, Ponçet* und *Hollos* zu der Überzeugung gekommen, daß sehr viele der Krankheiten mit „unbekannter Ursache" im tiefsten Grund auf Konstitutionsschwächen beruhen, welche durch Erbgifte, hauptsächlich tuberkulös-toxischer Natur, verursacht werden, aber auch oft – wie *Spengler* hervorhebt – auf gegebenenfalls über mehrere Generationen vererbten luetischen und anderen Toxinen. Alle diese Toxine faßt *Carl Spengler* unter dem Namen „Erbvirus" zusammen.

Wie kann man sich eine perkutane Wirkung heute erklären. In ihrer interessanten Arbeit „Der Spenglersantest" hat Frau *Glaser* bereits 1958/59 in der Therapiewoche ihre Publikation eingeteilt in „geschichtliche Entwicklung" und „Verständnis des Wirkungsmechanismus". In der Tat setzt das eine das andere voraus und wir verweisen hier vor allem auch auf die Darstellung von *Raven*.
Spengler entdeckte (auf 11. Tagung [1956] geäußert), von ihm bereits 1907/08 erkannt, „daß bei allen chronischen Infekten (Tuberkulose, Rheumatismus), auch beim Krebskranken, innerhalb der Erythrozyten Einlagerungen in Form von Granula auftraten. Färberisch nachweisbare „Einlagerungen" die auch von *von Brehmer* und seine Dunkelfeld - (Vitalblut-) - Diagnostik sein Leben lang beschäftigten."

Mehr als 60 Jahre später – 1969 – schreibt der Pathologe *Letterer*, „daß auch am Rande der Erythrozyten Protrusionen nachweisbar geworden sind, die mit der Immunologie zu tun haben."
Siehe Abb. 15

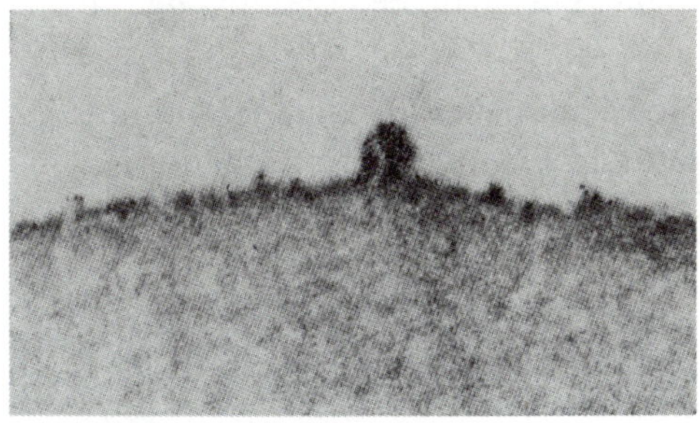

Abb. 15: Vgl. Abb. bei *Letterer;* elektronischer Nachweis der Abbindung der C'3-Komponente an der Oberfläche von Erythrozyten
(Aus *Mardiney, M., Müller-Eberhard, H.:* In: *Müller-Eberhard, H.:* Chemie der Komplementfaktoren. Immunchemie; Colloquium der Gesellschaft für Physiol. Chemie. Hrsg. von *Westphal, O.* und Mitarb. Springer, Berlin 1965).

7.0 Nachweismethoden

7.1 Immunprofil

An zwei Beispielen können wir die perkutane Wirkung eines getesteten Spenglersanpräparates bei malignen Erkrankungen überzeugend demonstrieren:

Wir haben dabei folgende Anordnung gewählt:
Status zu Beginn der Konsultation,
Kontrolle nach 60 Minuten,
Kontrolle nach 120 Minuten,
Kontrolle nach 180 Minuten.

Fallbeschreibung 1

Pat. *G. Sch.* mit einem operierten Rektum-Karzinom (Zustand nach Hemikolektomie wegen Querkolonkarzinom), nach Applikation von Spenglersan „T", 2 x 10 Tropfen in die rechte und linke Ellenbeuge:
Die Zahl der *Thrombozyten* ist von 423 000 auf 341 000 gefallen, aber die *polymorphkernigen Leukozyten* sind von 4 500 auf 11 900 angestiegen, die *Lymphozyten* von 20 auf 8 abgefallen, die *Monozyten* von 20 auf 9 verringert und die *T-Helferzellen* sind von 32 auf 36 angestiegen.
Medizinisch-wissenschaftliche Kommentierung und Therapieanregung zur Analysen Nr.: Nach Applikation von (getestet!) Spenglersan T, 2 x 10 Tropfen perkutan (Ellenbeuge);
Testserie Spenglersan / *G. Sch.* vom 27.11.1989.

Nach einem operativen Eingriff wegen eines Kolonkarzinoms wurde bei einem 66jährigen Patienten ein Immunstatus erhoben, der deutliche Normalabweichungen zu Tage förderte. Bei normaler Gesamtleukozytenzahl lag eine absolute Monozytose und ein marginales Defizit an Lymphozyten vor.

Im Bereich der Lymphozyten-Subpopulationen stellte sich der Anteil der T-Lymphozyten als auffällig niedrig dar, während der B-Lymphozytenanteil deutlich über der Norm lag. Die Zahl aktivierter T-Zellen war trotz eines marginal hohen Lymphozytenanteils bei Betrachtung des Absolutwertes abnorm tief. Bei den T-Helfer- und den T-Suppressor-Zellen lag jeweils ein offensichtliches Defizit vor, wobei insbesondere das Verhältnis der beiden Subpopulationen zueinander (Ratio = 0,84) auf eine eingeschränkte Immunkompetenz hinwies.

Der Anteil von zytotoxischen T-Zellen an den Lymphozyten war initial erhöht, jedoch gemessen an der normalerweise vorliegenden Konzentration im Blut eher niedrig. Ähnliches galt auch für die NK-Zellen, die absolut mit 72 Zellen/µl deutlich unter dem unteren Grenzwert von 100 Zellen/µl lagen, jedoch in ihrem relativen Anteil an den Lymphozyten (8%) als unauffällig einzustufen waren.

Nach Behandlung mit Spenglersan (I/III) trat ein deutlicher Anstieg der Gesamtleukozyten um 164% ein, welcher überwiegend durch die (Zunahme um 260%) getragen wurde. Deutlich geringer stiegen auch die Blutkonzentrationen an Monozyten (um 19%) und Lymphozyten (um 5%) an. Entsprechend dieser Konstellation war im weißen Blutbild eine Reduktion der Anteile der Monozyten und Lymphozyten festzustellen.

Bei den Lymphozyten-Subsets wurde nach Spenglersangabe ein transienter Anstieg der aktivierten T-Zellen beobachtet. Dieser Anstieg koinzidierte mit einem Konzentrationsanstieg der Gesamt-T- und B-Lymphozyten, vor allen Dingen jedoch mit dem Anstieg des Subsets zytotoxischer Lymphozyten (Leu 2 positiv, Leu 7 positiv) und Suppressor-Zellen (Leu 2 positiv). Für die Wertung des letzteren Befundes ist zu berücksichtigen, daß die zytotoxische T-Zellen bei der Analyse als Bestandteil der Suppressor-Zellen bei deutlichem Überschuß abnorm erhöhen können.

Im Bereich der T-Helfer- und T-Suppressoranteile findet sich nach Spenglersangabe ein deutlicher Anstieg der T-Helfer-Zellen, was auch zu einer anhaltenden Steigerung des Helfer-/Suppressor-Quotienten führt (0,84 auf 1,00). Keine wesentlichen Veränderungen ergeben sich dagegen im Bereich der NK-Zellen.

Zusammengefaßt führt die Behandlung mit Spenglersan zu einer deutlichen Steigerung der Granulopoese, erhöht transient die Aktivierung der T-Lymphozyten und führt ebenfalls vorübergehend zu einem Anstieg der für die spezifische Tumorabwehr besonders bedeutsamen zytotoxischen T-Lymphozyten. Eine nachhaltige Verbesserung der Immunkompetenz wird durch die über einen längeren Zeitraum persistierende Erhöhung des Helfer-/Suppressor-Verhältnisses angezeigt.

Fallbeschreibung 2

Pat. *H.G.* mit einem Plasmozytom IgG Kappa, Stadium IIä, ossärer Befall: Schädel, BWS, LWS, Becken. Zustand nach Wirbelkörperkompressionen. Zustand nach 4. Chemotherapie-Zyklus Melphalan / Prednisolon.

Nach Applikation von Spenglersan „T" 2 x 10 Tropfen in die rechte und linke Ellenbeuge.

Es ergaben sich folgende Veränderungen:

Leukozyten von 2800 (nach Chemotherapie) auf 4100 angestiegen,

Natürliche Killerzellen von 11 auf 9 reduziert.

Testserie Spenglersan / *H.G.,* vom 17.10.1989

Nach Applikation von (getestet) Spenglersan T, 2 x 10 Tropfen perkutan.

Die Verlaufsbeobachtung nach Spenglersanapplikation fördert zunächst einen markanten Anstieg der Gesamtleukozytenmaßzahl zu Tage, so daß die vorher bestehende Leukopenie behoben werden konnte (Anstieg der Leukozyten um 46%).

Spenglersan bewirkte bei dem Patienten einen Anstieg (I/III) der Monozyten (um 61%), der Granulozyten (um 53%) und der Lymphozyten (um 30%), wenn man die jeweiligen Absolutwerte vor der Medikation als Bezugsgröße heranzieht. In den relativen Anteilen des weißen Blutbildes ergibt sich daraus nur eine geringfügige Verschiebung zu Gunsten der Granulozyten, da sie Hauptmasse der Leukozyten ausmachen.

Im Bereich der Lymphozyten-Subpopulationen werden deutliche Normalisierungstendenzen nach Spenglersangabe verzeichnet, welche sich insbesondere anhand der Absolutwerte aufzeigen lassen. Zwar bleibt der Anteil an T-Lymphozyten unverändert, jedoch zeigt sich im Bereich der Absolutwerte eine Steigerung der T-Lymphozyten-Konzentration um über 30% (von 1.764 auf 2.706 Zellen/µl), so daß sich bereits hieraus eine Verbesserung der Differenzierungsleistungen ableiten läßt.

Bei den B-Lymphozyten beobachteten wir eine geringe Steigerung des Lymphozyten-Anteils, doch war auch hier ein markanter Anstieg der Konzentration/µl Blut festzustellen, so daß sich der gemessene Wert von dem deutlich defizitären Ausgangspunkt (98 Zellen/µl) dem unteren Sollgrenzbereich von 160 Zellen/µl (gemessen: 148 Zellen/µl) näherte.

Diese Wirkungen lassen sich zumindest teilweise auf die nach Spenglersan beobachteten Aktivierungen der T-Zellen zurückführen, wo wir Steigerungen um über 40% in der Maßzahl nach der Medikation feststellen und damit eine höhere Zunahme erreichen als bei der Lymphozytenzahl.

Im Bereich der T-Helfer- und T-Suppressor-Subpopulationen war vor Beginn der Medikation ein substantielles Defizit in den relativen lymphozytären Anteilen sowie in den Absolutwerten der T-Helfer-Zellen auffällig. Die Konzentration der T-Suppressor-Zellen war im Normbereich, der Anteil der an den Lymphozyten jedoch deutlich zu hoch, woraus ein subnormaler Helfer-/Suppressor-Quotient (0,75) resultierte. Nach Spenglersan ergab sich bei beiden Populationen ein Anstieg, wobei jedoch die Helferzunahme überwog und so einen geringen Anstieg des Quotienten bewirkte (0,84).

Spenglersan führte auch im Bereich der lymphozytären Effektorzellen, die im Rahmen ihrer Tumorabwehrfunktionen eine wichtige Rolle spielen, zu einer vorübergehenden Steigerung der Zellzahlen. Die Leu 7 positiven, Leu negativen NK-Zellen stiegen kurzfristig um relativ 2% und absolut um 51 Zellen/µl auf 132 Zellen/µl und waren damit im Normbereich, fielen jedoch später nahezu wieder bereits hohen zytotoxischen T-Zellen (Leu 7 positiv, Leu 2 positiv) stiegen passager in Absolutwerten um 52% an, um sich auf einem dem Ausgangsniveau ähnlichen Wert einzupendeln (148 Zellen/µl bei 113 Zellen/µl als Ausgangswert).

Insgesamt läßt sich erkennen, daß Spenglersan myelo- und lymphoproliferative Prozesse fördert und damit Immundefizite in gewissem Umfang zu kompensieren im Stande ist. Der überproportionale Anstieg an aktivierten T-Lymphozyten scheint ursächlich an der Normalisierung der Konzentration an T- und B-Lymphozyten beteiligt zu sein, woraus sich zusätzlich ein fördernder Einfluß auf die Lymphozytendifferenzierungs- und T-Zell-abhängigen Immunabwehrleistungen ableiten läßt.

Sicher ist mit einer Serie von nur wenigen kontrollierten Immunstudien nach Applikation von Spenglersan dieses Neuland höchstens abgesteckt, aber es verspricht neue Konturen und neue Erkenntnisse. Es muß Fach-Immunologen vorbehalten bleiben, aufgrund der Zusammensetzung dieser „Immunkolloide" als Therapeutikum auf zu erwartende, für sie dann selbstverständliche oder überraschende Ergebnisse zu schließen. – Inzwischen liegt von *Dumrese* und *Neumeyer* eine interessante Kurzübersicht „Grundlagen der körpereigenen Abwehr" vor.

Vergleiche auch Literatur zu Immunologie und zur Interpretation von IgG, IgA, IgM, IgE oder auch B – resp. T – Lymphozyten, der Memory -, Helfer - oder - Suppressorzellen in den auf Seite 86 genannten Publikationen.

7.2 Physikalisch nach Schwamm – Kracmar

So berichtete *Schwamm* auf der 13. Godesberger Ärztetagung über „Biologische Blocksituation und Spenglersan".
Gleichermaßen auf der 14. Tagung über „Gezielte Spenglersan - Wirkung im biologischen Test". Und ein erstes Mal auf der 16. Tagung gemeinsam mit *Kracmar*: „Zur Biophysik der Spenglersane". Mit seinem meßbaren I.R.-Spektrum konnte er aufgrund der „Feldweite" als „Ausdruck der vegetativen Reaktionslage" festlegen und erkennen.

So ergab sich eine fruchtbare Zusammenarbeit von *Schwamm* mit *Kracmar*, die leider durch den frühen Tod zunächst des Kollegen *Schwamm* und wenige Jahre später auch von *Kracmar* beendet wurde.

Rost hat sich später des Verfahrens angenommen und konnte anläßlich der Medizinischen Woche Baden-Baden 1989 auf 35 Jahre „Deutsche Gesellschaft für Thermographie", gegründet 1954 von E. Schwamm, zurückblicken. Auf schriftliche Anfrage teilte mir Prof. *Rost* (April 1990) mit, daß die Problematik um Spenglersan mit der Thermographie nicht mehr weiter bearbeitet worden wäre.

7.3 Physikalisch nach Rilling – Kracmar („Biotonometrie")

Die „Biotonometrie" war die computerisierte Weiterentwicklung der bereits 1843 (!) geschaffenen „*Wheatstoneschen Meßbrücke*", manuell nur mit viel Geduld abgleichbar, aber mit der gleichzeitigen Erfassung der R-(= Widerstands) Werte und der entsprechenden C-(= Capazitäts) Werte gehörte sie zu den physikalischen und physiologischen Standardeinrichtungen aller Institute.

Die Idee „das Vegetativum zu messen" war an und für sich nicht neu, bereits *Kötschau* (1934) hatte sie in seiner Habilitationsarbeit „Über Hautkapazitätsmessungen" angewandt, wobei er sich natürlich noch der alten manuell abzugleichenden "*Wheatstone*schen Brücke" bedienen mußte, die immerhin schon 90 Jahre bekannt war.

Diese Messungen wurden, unter technisch immer konstanten Bedingungen, von der Haut gewonnen. Die Relation der Werte blieb bei Wickel-Unterarm –, V2A –, vernickelt – oder vergoldeten, bei Druck-Kontakt – oder bei auf Körpertemperatur geheizten immer aber zylindrischen Elektroden im Prinzip immer in derselben Relation zueinander. Die Haut ist nach *Sigmund* „das riesige Sinnesorgan des Vegetativums", nach *de Crinis* „das Repräsentationsorgan des Vegetativums". *Hoff* (Medizinische Klinik) hat einmal formuliert:

„Auch das Hautorgan ist, wie alle anderen Organe mit dem gesamten übrigen Organismus durch die vegetativen Steuerungseinrichtungen zur funktionellen Einheit verbunden. Vielleicht noch inniger als bei irgendeinem anderen Organ sind hier die Verknüpfungen mit dem Nervensystem und besonders mit dem vegetativen Nervensystem.

Die Einflüsse des vegetativen Nervensystems auf die Haut und die Einflüsse der Haut über das vegetative Nervensystem auf den Gesamtorganismus stellen geradezu das Kernproblem der Hautfunktion dar."

Kötschau war aber damals zu ganz anderen Schlüssen gekommen, denn er hatte noch von einer „schlafenden Schilddrüse" gesprochen. Diese Messung zweier physikalischer Größen, des „R" (= Widerstandswertes) und des „C" (= Capazitätswertes) in gegenseitiger Abhängigkeit voneinander, hieß früher einfach R – C – Messung. Nach den Modellvorstellungen und ersten Messungen ging *Kracmar* zum ersten Mal über ein vegetativ zuzuordnendes Organ – die Schilddrüse allein – hinaus und schuf folgende Entsprechungen:

Dem Funktionszustand des Parasympathikus entspricht der Anteil „R" (= Widerstand) der Wheatstoneschen Brückenfunktion,

dem Funktionszustand des Sympathikus entspricht der Anteil „C" (Capazität) dieses Meßverfahrens.

So wurden schon Konstitutionsvorstellungen von *Kretschmer*, der 1921 ein Standardwerk „Körperbau und Charakter" herausbrachte, ebenso zitiert, und es ging über *Langley, W.R. Hess* zu *F. Hoff* über, der aufgrund klinischer Untersuchungen bereits 1955 Krankheiten vegetativ klassifizieren konnte:

Sympathikotone Erkrankungen	Vagotone Erkrankungen
Hypertonie	Ulcus ventriculi
Diabetes mellitus	Allergie
M. Basedow („schlafende	
Schilddrüse!")	Ekzem u.a.
Arteriosklerose	Morbus Simmonds
M. Cushing	Addisonismus
Apoplexie	Hypotonie
Herzinfarkt	Synkope, vagotonische
Adipositas	Anfälle
Thyreotoxikose	spastische Obstipation
Phaeochromozytom	Hypoglykämie
	Hungerschäden
	Tetanie
	Myxödem
	(nach *Hoff; Losse*, 1955)

Schon diese klinische Auflistung ist interessant im Hinblick auf die Indikationsliste, d.h. auf die Krankheiten, bei denen mit langjährigen Erfahrungen die verschiedenen Spenglersan-Präparate angewandt werden. Vgl. Kapitel 5.0

Abb. 16 (Nr. 9, aktuelle Onkologie) zeigt den Verlauf der R- und C-Werte nach Applikation irgendeines Medikamentes und die Verhaltensweise einer gesunden „Vp" nach Verabfolgung von „Plazebo".

Seit den frühen Arbeiten von *Hauswirth* und *Kracmar* ergaben sich in Arbeitskreisen immer mehr Hinweise für die Richtigkeit der *Kracmar*schen Überlegungen. Dies hatte sich auch befruchtend für weitere Gedankengänge und Überlegungen nach einer Veröffentlichung von *Rilling* (Vagus/Sympathikus, 1956) ausgewirkt, und es entstand eine selten intensive Zusammenarbeit, die sich auch in den Godesberger Ärztetagungen mit *neuen* Erkenntnissen niederschlug.

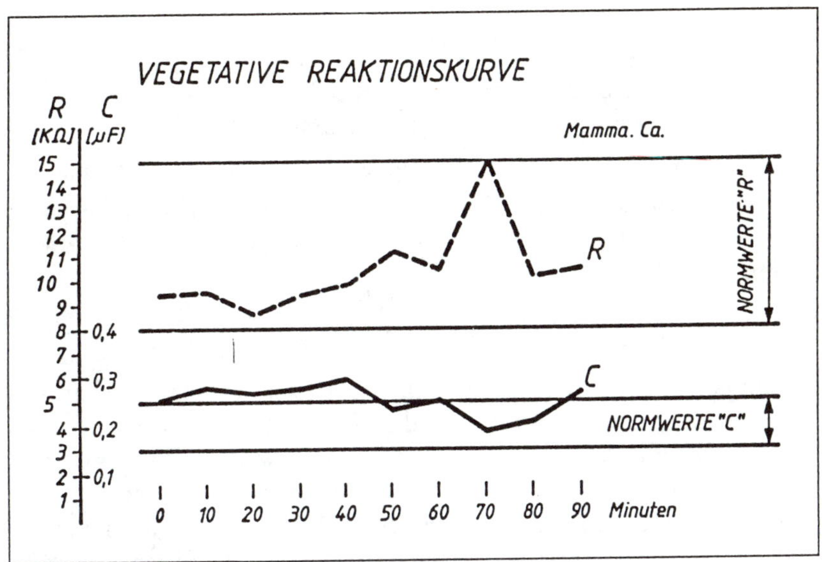

Abb. 16: Vegetative Kurzzeitkurve nach Verabreichung eines Medikaments.

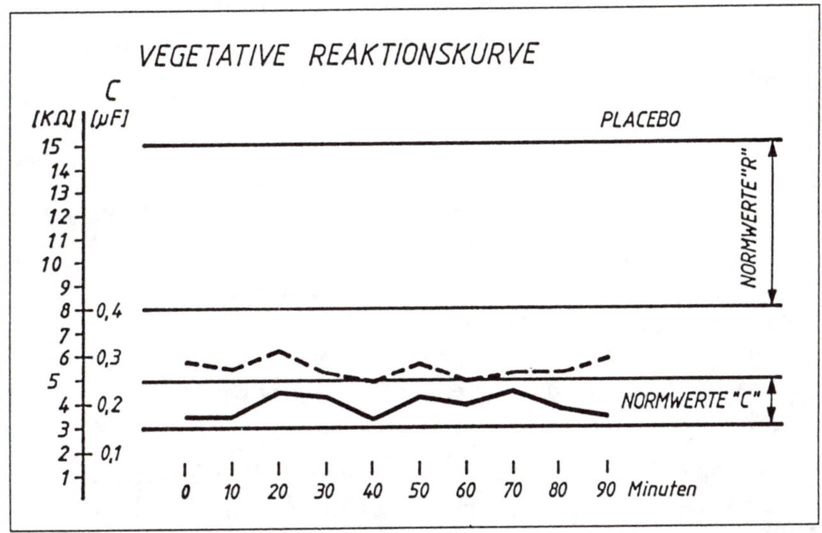

Abb. 17: Vegetative Kurzzeitkurve nach Verabreichung eines Plazebo.
(Die Messungen erfolgten mit dem Biotonometer, hergestellt von Boucke, Medizinelektronik, Eugenstr. 20, D-7440 Tübingen.)

Hoff hatte bereits 1934 seine „Vegetative Gesamtumschaltung" kreiert, und so ergaben sich fast zwanglos weitere „Entsprechungen" vegetativer Funktionszustände, d.h. erstmals war die Phrase von der *„vegetativen Ausgangslage"* kein Schlagwort mehr, *sondern meßbare Realität*!

Rilling ließ in seinem Auftrag 1970 das bislang nur manuell anwendbare RC – Meßgerät am 1. Biomedizinischen Institut der Universität Stuttgart auf modernste Elektronik umstellen und nannte Gerät und Verfahren daraufhin

Biotonometer bzw. Biotonometrie.

Im „internen Gebrauch" in der täglichen Praxis ist nichts passiert, was nicht für die breitere Anwendung der „Meßbarkeit des Vegetativums" gesprochen hätte, wenn es nur möglich gewesen wäre, auf breiterer Front Interesse zu gewinnen, mit anderen Worten, Kollegen der Praxis und Forschung davon zu überzeugen, daß physikalisch anerkannte Meßgeräte auch in der Medizin Meßergebnisse bringen und daß auftretende biologische Beeinträchtigungen beim Meßobjekt Mensch immer diesselben sind.

Immerhin liegen von *Hoechst* (1984) Veröffentlichungen neueren Datums vor, über die Veränderung der Hautleitfähigkeit nach Verabreichung

eines Plazebos,
eines leicht sedierenden (1) und
eines stark sedierenden (2) Psychopharmakons.

Aber auch andere Studien (*Heidbrecher* et al. 1984) zeigen eine Veränderung des *Hautwiderstandes* nach psychomentalem Streß bei Patienten mit zervikaler Rückenmarksschädigung bei je 9 Personen und Gesunden als Kontrollgruppe. Bei gesunden Patienten fällt der Hautwiderstand signifikant ab, womit dieses Verfahren als objektive Meßmethode zur Streßbewertung herangezogen werden kann.

Nur, diese Meßergebnisse spiegeln eben nur die Widerstandverhältnisse wieder und nicht wie durch die *Wheatstone*sche Brücke möglich, Widerstand und Kapazität; d.h., wenn man die *Kracmar*schen „Entsprechungen" oder „Zuordnungen" gekannt hätte, hätte man mit solchen Untersuchungen bereits kontrollieren, oder – auch bestätigen können.

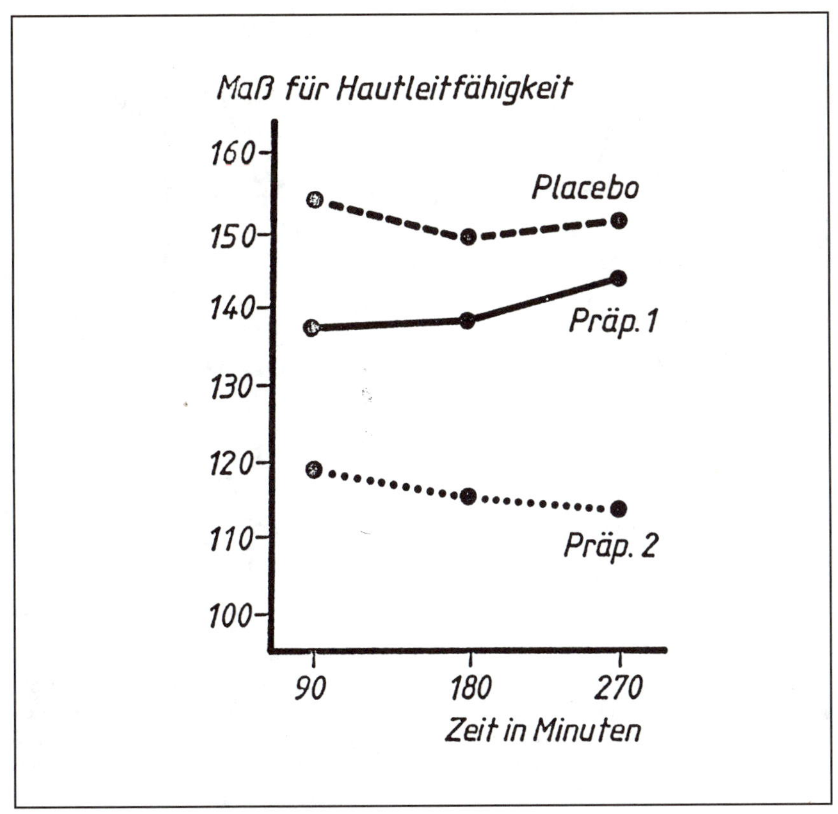

Abb. 18: Messung der Hautleitfähigkeit (reziproker Widerstand) nach Verabreichung eines Plazebos, eines leicht sedierenden (1) und eines stark (2) sedierenden Psychopharmakons. (*Hoechst* 1984). Während die Hautleitfähigkeit (reziproker Widerstand) sich nach Verabreichung eines Plazebo praktisch nicht ändert, sinkt sie bei Verabreichung von Präp. 1 deutlich ab, nach Verabreichung des Präp. 2 sehr stark, woraus ersichtlich wird, daß (1) leicht sedierend wirkt und (2) für schwer agitierte Fälle geeignet zu sein scheint. Entsprechend hoch sind die Hautwiderstandswerte (Doppelblindstudie an 21 Patienten Fa. Hoechst 1984).

Übersicht über die Referate der Godesberger Ärztetagungen:

Nach einigen grundsätzlichen Ausführungen zur Methodik, die ja schon 1955 von *Hauswirth* und *Kracmar* in der MMW („Neues vegetatives Meßverfahren zur Bestimmung der vegetativen Regulationen"), vorgestellt worden war, ergab sich im Modellversuch eine deutliche Veränderung der Widerstands- und Kapazitätswerte.

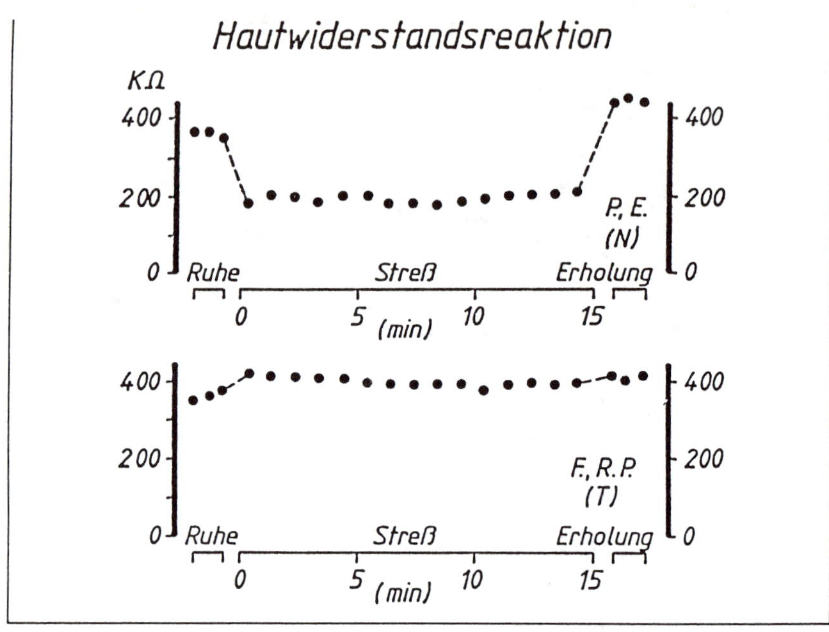

Abb. 19: Zeigt die Messung des Hautwiderstandes nach psychomentalem Streß bei Patienten mit zervikaler Rückenmarksschädigung bei je 9 Personen und Gesunden als Kontrollgruppe. Bei gesunden Patienten fällt der Hautwiderstand signifikant ab, womit dieses Verfahren als objektive Meßmethode zur Streßbewertung herangezogen werden kann. (*Heidbreder, Schefferhans, Heidland, Grüninger*. Med. Univers. Klinik Würzburg, Krankenhaus Hohe Warte, Bayreuth, »Herz/Kreislauf« 5/84 pp. 231-236).

Vers. Pers.	Präparat	vor Inj.		nach Inj.	
		R	C	R	C
Fr. K.	Calcium	11,0	0,32	100,0	0,5
Ther. E.	Insulin	18,0	0,24	20,0	0,17

(nach *Kracmar*, 1967)

Auch die Tatsache, daß Medikamente für sich, extrakorporal, in vitro, gemessen werden können, müßte der Vergangenheit entrissen werden, denn, wie wir noch sehen werden, auch die Spenglersane ließen sich mit dieser Methode darstellen.

Zunächst eine Tabelle von allopathischen Medikamente, die bereits im Jahre 1965 von *Hauswirth* und *Kracmar* gemeinsam untersucht wurden.

Untersuchungen allopathischer Medikamente

Datum der Untersuchung: 10. und 24.03.1965
Untersucher: Med.-Rat Dr. *O. Hauswirth* und Prof. *Kracmar* (beide Wien)

Medikament	(R) Kilo Ω	(C) (µ Farad)
Noradrenalin	0,001	2,0
Sympathektoman	0,002	9,0
Stryphnon	0,034	2,0
Ichthophen	0,112	3,02
Acetylcholin	0,12	4,23
Ephetonin	0,15	2,99
ACTH (Sandoz)	0,20	2,00
Hydergin	0,22	2,40
Impletol	0,6	1,7
Complamin	0,7	1,01
Buscopan	0,9	2,0
Madribon	0,9	2,3
Morphium 0,2	1,59	0,72
Atropin	3,49	0,22
Digoxin	0,0	0,01
Prednison	30,0	0,0104
Strophanthin	50,22	0,008

Im Anschluß daran, war es naheliegend, sich auch des elektrophysikalischen Verhaltens der Spenglersane anzunehmen, und es traten dabei überraschende Ergebnisse auf.

Ebenfalls noch auf *Kracmar* zurückzuführen sind die Meßergebnisse für die nachstehend genannten Spenglersanpräparate mit folgenden ermittelten Werten:

Präparat	Widerstand (R) K Ω	Kapazität (C) µF
Dx	82	2,62
D	83	3,21
M	891	0,50
K	1260	0,32
R	1570	0,32
A	1660	0,62
E	1770	0,52
T	2540	0,51
Deltox	3870	0,11
Om	3991	0,14

(nach *Kracmar*)

Die nachfolgende Abbildung zeigt diese Verhältnisse graphisch auf.

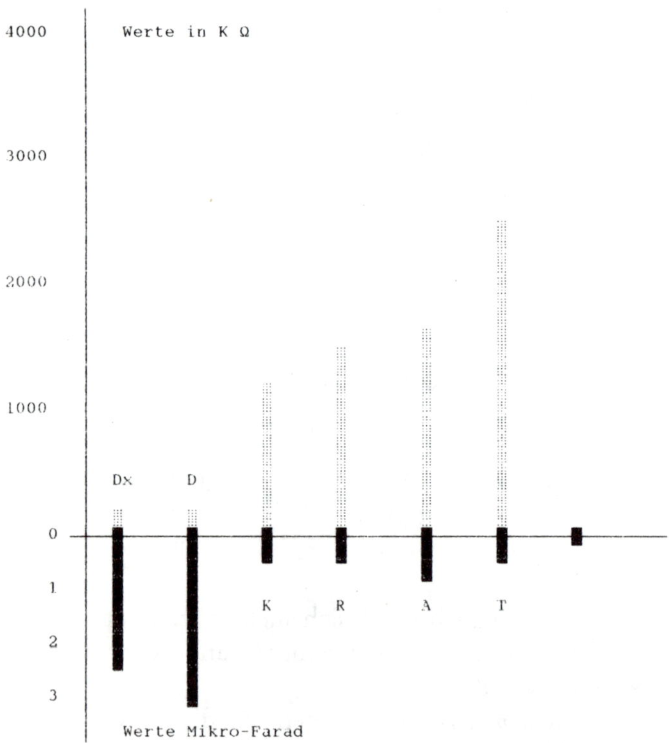

Abb. 20: Wirkungsprofil (nach *Rilling*) der Spenglersane (gemessen von Prof. Ing. F. *Kracmar*, Wien)

Schon 1966 berichtete *Rilling* von 101 Patienten mit einer beobachteten Reaktion von 61,5% mit C-Anstieg und bei 55,5% mit einem R-Abfall. Es kann daher die vegetative Wirkungsrichtung im Sinne einer *Sympathikus*erregung und einer *Vagus*dämpfung angesehen werden. Einen differenzierten Einblick in den Wirkungsmechanismus *jeglicher* Therapie, sind schon von *Hoff* 1957 in diskutiert worden.

Vgl. Schematische Abb. 21 und 22 in Anlehnung an *Hoff*.

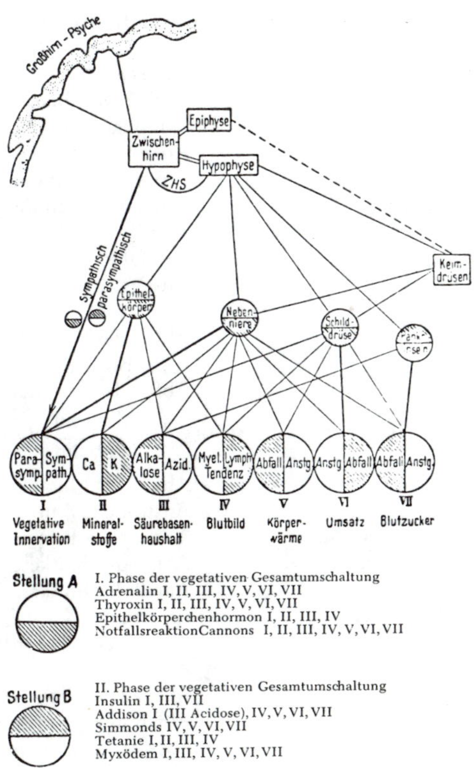

Abb. 21: Schema der vegetativen Regulationen. Nach *Hoff* 1934.

Schon damals wurden „Reaktionen" nach Applikation von Spenglersan (in dieser Liste von Spenglersan „A") in Form von „Nebenwirkungen" oder „Reaktionen" erfaßt und aufgelistet: So ergab sich

A	eine verm. Diurese	38 mal
B	Enteritis	27 mal
C	eine Blutdrucksenkung	22 mal
D	vermehrter Stuhlgang	21 mal
E	Kopfschmerzen	8 mal
F	veränderte Menses	3 mal
G	Fieber	3 mal
H	vermehrtes Schlafbedürfnis	3 mal
I	vermehrter Durst	2 mal

Schema der vegetativen Gesamtumschaltung

1. Phase	**2. Phase**
Fieberanstieg, Fieberhöhe	Fieberabfall
Leukocytenanstieg	Leukocytenabfall
Myeloische Tendenz	Lymphatische Tendenz
Anstieg des Stoffwechsels und der Aktivität der einzelnen neutrophilen Zellen	Abfall des Stoffwechsels und der Aktivität der einzelnen neutrophilen Zellen
Abfall der Eosinophilen	Anstieg der Eosinophilen
Retikulocytenanstieg	Retikulocytenabfall
Abfall der Alkalireserve (Acidose)	Anstieg der Alkalireserve
Anstieg des Gesamtstoffwechsels	Abfall des Gesamtstoffwechsels
Anstieg des Serumeiweißes	Abfall des Serumeiweißes
Abfall des $\frac{\text{Albumin}}{\text{Globulin}}$ - Quotienten	Anstieg des $\frac{\text{Albumin}}{\text{Globulin}}$ - Quotienten
Anstieg des Blutzuckers	Abfall des Blutzuckers
Abfall des Blutfettes	Anstieg des Blutfettes
Abfall des Blutcholesterins	Anstieg des Blutcholesterins
Anstieg der Blutketonkörper	Abfall der Blutketonkörper
Anstieg des Blutkreatins	Abfall des Blutkreatins
Abfall des K/Ca-Quotienten	Anstieg des K/Ca-Quotienten
Abfall des Properdins	Anstieg des Properdins
Anstieg der fibrinolytischen Aktivität	Abfall der fibrinolytischen Aktivität
Abfall des Plasmaeisens	Anstieg des Plasmaeisens
Anstieg des Plasmakupfers	Abfall des Plasmakupfers
Übergewicht des Sympathikus	*Übergewicht des Parasympathikus*

Abb. 22: (Hoff, 1934)

Aber auch vermehrtes Hungergefühl, Erbrechen, unerträgliche Müdigkeit traten auf.

Tabellarisch und auf die Zwischenhirnzentren bezogen, würde das wie folgt aussehen:

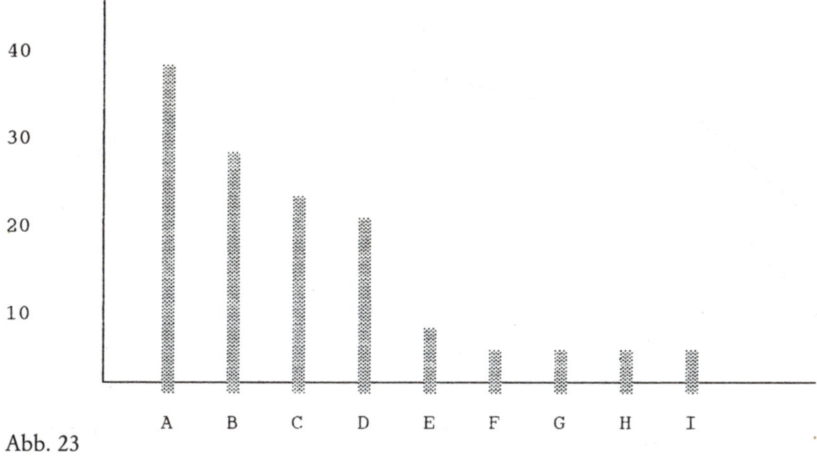

Abb. 23

Wenn man heute von den Untersuchungen mit radioaktivem Schwefel (Kapitel 3.0.1) und dessen nachgewiesener Resorbierbarkeit bzw. Ausscheidung über die Nieren weiß, dann sind natürlich Beobachtungen von vermehrter Diurese und vermehrter Enteritis (wie bei Spenglersan von Anfang an beobachtet!) von ganz besonderem Interesse.
Schlaf, Durst, Hunger, Müdigkeit, Fieber und auch die Beeinflussung der Menses aber lassen auf eine Wirkung auf das Stammhirn, „das Vegetativum" bzw. das limbische System schlechthin schließen.

Diese und andere Beobachtungen führten zur Annahme einer „vegetativen" Wirkung der Spenglersane überhaupt. (Vgl. *Veil* und *Sturm*)

Unter Berücksichtigung der schon 1967 von *Kracmar* ermittelten Werte kam er zu folgenden Schlüssen:
„Die Präparate D und Dx zeigten die höchsten Kapazitäts- und die niedrigsten Widerstandwerte. Nach früheren Ausführungen kann daher ihre spezifische Wirkung in einer starken Erhöhung des Sympathikotonus angenommen werden, wodurch sich auch ihre Verwendung als Diagnosemittel zur Herderkrankung erklärt, da durch die starke Sympathikuserregung die Herde provoziert werden."

Strumann (Lit. 1. Ärztetagung) fand eine Wirkungsverstärkung der Spenglersane D und Dx durch Impletol. Dies findet durch diese Messungen ihre Erklärung. Bei Impletol wurde ein Widerstand von 600 KΩ und eine Kapazität von 1,7 μF gemessen. Es wirkt also ebenfalls sympathikoton. Beim Präparat Om wurde der größte Widerstand (991 KΩ) und eine sehr kleine Kapazität (0,14 μF) gemessen. Aufgrund der Meßwerte kann daher die vegetative Wirkung dieses Präparates in einer Erhöhung der Parasympathikuserregung gesehen werden. Hierdurch würde die von *Raven* (Lit: Hippokrates [1951]) und *Misgeld* (Lit. 12. Ärztetagung) beobachtete schmerzstillende Wirkung dieses Präparates bei Krebskranken erklärlich, da die hervorgerufene Parasympathikuserregung zu einer Dämpfung der durch die Schmerzen erhöhten Sympathikuserregung führt."

Heute liegen – in allen Bereichen der praktischen Medizin – mehr als 1,5 Millionen meßbarer Resultate vor; sei dies bei perkutanen Anwendungen (Spenglersane!), sei dies bei medikamentöser peroraler, intravenöser, intramuskulärer oder auch inhalativer Applikation oder gar bei physikalischen Maßnahmen jedweder Art.

(Vergleiche *Hoff*, „Fieber ...": *„Diese Erkenntnis, daß nicht das Medikament, sondern die Reaktionsweise des Organismus maßgebend für das unter der Therapie ablaufende Geschehen ist, ist dem Arzt am Krankenbett und auch dem Forscher im Laboratorium vielfach fremd.")*

Rilling berichtete 1967 auf der 22. Godesberger Ärztetagung „über kasuistische Spenglersan-Therapie, vor allem auch über die Symptomatik bei „Überdosierung".
Anläßlich dieser Tagung wurde auch erstmals der Stammbaum der maskierten Tuberkulose einer breiteren Öffentlichkeit vorgestellt, selbstverständlich ohne daß seit diesem Zeitpunkt irgend jemand weiter davon Notiz genommen hätte!

Das vegetativ-konstitutionelle Denken in der Medizin ist verkümmert; noch immer wird Konstitution allein im Sinne *Kretschmers* verstanden, aber in der Realität und im Alltag der täglichen Praxis hat eben nicht jeder Pykniker auch eine Hypertonie oder gar gleichzeitig einen Diabetes und nicht jeder Astheniker eine Hypotonie. Es gibt jede Art gemischter Übergänge. – Leider ist bei uns *F. Hoff* – ehemals Medizinische Klinik (Frankfurt/M.), Vordenker im Bereich „vegetativer Funktionen" ohne Schüler geblieben, so daß sein Werk heute leider „als in Vergessenheit geraten" betrachtet werden muß. Bedauerlich deshalb, weil gerade er – seit 1934 – mit der Schaffung seiner „Vegetativen Gesamtumschaltung" die Grundlagen zu einer weitreichenden Klassifizierung von Krankheiten und „vegetativen Entgleisungen" geliefert hat, die gerade auch bei den jungen Kollegen der inneren Medizin überhaupt nicht mehr bekannt sind.

Anläßlich der 26. Bad Godesberger Spenglersan-Meckel-Ärztetagung (1976) berichtete *Rilling* „über die Statistik des Schwarz-Testes". (Vgl. Kapitel 3.2.)

So ergibt sich heute ein Stand der wissenschaftlichen Erkenntnisse, auch in Beziehung auf die Wirkung der Spenglersane, der jeden Einsatz rechtfertigt, denn die Zukunft wird – mit allen Methoden der letzten Jahrzehnte und der modernsten Methodik des Immunstatus bestätigen, daß die alten Praktiker auch gute Beobachter waren.

7.4 Patienten-Bescheinigungen – Industriebeobachtungen

Erklärung

Zu den Daten ist einiges zu sagen; die Planung war für den 75. Geburtstag der Inhaberin der Fa. Spenglersan-Meckel im Jahre 1971 gedacht, folglich wurden Patienten schon damals dafür gewonnen.

Jetzt, 1991, wo sich eine Realisierung abzeichnet, ergeben sich mit freudiger Zustimmung so viele positive Erfahrungsberichte, zum Teil über Jahrzehnte der überzeugenden Applikation der Spenglersane, daß ich unmöglich alle positiven Stimmen und Texte unterbringen kann. Es soll nur dokumentiert werden, daß sich über Jahrzehnte an dieser Einstellung der Patienten zur Medikation und an der Medikation für die Patienten nichts geändert hat.

Der Tenor aller Aussagen geht dahin, daß sich in Beziehung auf Krankheitsanfälligkeit, Verdienst- bzw. Krankheitsausfall schon viele Jahre hätte einiges tun können, wenn man nur von dieser Anwendungsmöglichkeit (Medikation) gewußt hätte. Um den Umfang dieser Veröffentlichung nicht zu groß werden zu lassen, wurde auf die Wiedergabe in Auszügen verzichtet, dies um so mehr als diese Bescheinigungen im Verlaufe der Jahrzehnte viele Leitz-Ordner füllen würden.

Industriebeobachtungen

Aus dem Jahre 1962 liegen noch Informationen (Aktennotizen) vor, wonach in weltbekannten Werken, beschrieben wurde, daß vorbeugende Behandlungen bei ganzen Belegschaften durchgeführt worden sind, deren Ergebnisse aufhorchen lassen müßten.

Modellversuch bei Großunternehmen

Warum – wo wir doch so sparen müssen – machen wir nicht einfach einen solchen vergleichenden Versuch nach?
Voraussetzungen heute wären:

1. ein Betriebsarzt lernt diese Methode der perkutanen Grippe- (oder Infektions)-Prophylaxe erst einmal kennen und dann überzeugt er
2. Gewerkschaft und Betriebsleitung davon, daß ein solcher Versuch gerechtfertigt ist, auch wenn er zunächst „Modellcharakter" hat oder einer „Pilotstudie" zugeordnet wird.

8.0 Literatur

Wichtige Publikationen (außerhalb der Spenglersan Ärzte – Tagungsberichte); teilweise aus der früheren Literatur ohne die Möglichkeit der Kontrolle zur Ergänzung eingefügt. z.B. Originalarbeiten *Spenglers*.

A

Abderhalden, R.: Grundriß der Allergie, Schwabe & Co, Basel 1950.

Achenbach, R.K.: Knoll-Wundreport (Fa. Knoll AG. Ludwigshafen) und „Gesunde und kranke Haut". 2. Aufl. Thieme-Hippokrates-Enke, Stuttgart 1989.

Adler, E.: Kombinierte Teste. Aus: Diagnose der Herderkrankungen. C. Hanser Verlag, München 1953.

Altmann, L.: Die Spenglersantherapie. Ärztl. Praxis Nr. 7, Dr. Banaschewski, Bad Wörrishofen 1964.

Altmann, L. und *Döpke, G.:* Richtlinien für den praktischen Arzt zur Diagnostik und Therapie der Herderkrankungen. Ärztliche Praxis, Werk Verlag Dr. Banaschewski / Bad Wörrishofen (1966) und 7. Ärztetagung (1952) und 8. Ärztetagung (1953) der Fa. Spenglersan-Meckel mit Referaten über ähnliche Themen.

Asimov, I.: Biographische Enzyklopädie der Naturwissenschaften und der Technik. Herder Verlag, Freiburg/Basel/Wien 1972.

B

Basedow, C.A.: Über die Scrofelsucht und die davon abhängigen Krankheitszustände. Verlag von Veith und Co. Berlin 1843.

Baumes, J.: (Preisschrift) Welches die vorteilhaftesten Umstände zur Entwicklung des skrofulösen Übels sind ..., aus dem Französischen. Halle 1795.

Bazin, E. (Sergent, L.): Lecons théoretiques et practiques affections cutanées de arthritique et dartreuse avec les eruptions scrofuleuses, parasitaires et syphilitiques. A. Delahaye librairie – editeurs, Paris 1886.

Bergmann, G.: Unspezifische Prophylaxe und Therapie auf dem HNO-Gebiet. Buchveröffentlichung Prophylaxe der Herderkrankung; Nauheimer Tagung, D. AG. für Herdfschg. und Herdbekämpfung (DAH) e.V. Nauheimer Tagung 1956.

Bergmann, G.: Spenglersan-Ärztetagung Hamburg am 21.08.1959.

Beveridge, W.I.B.: Grippe – die letzte große Seuche. Die Medizinische Verlagsgesellschaft mbH Marburg/L. 1978.

Bircher, W.: Die maskierte Tuberkulose. Ursache unbekannter Krankheitserscheinungen und ihre Überwindung. Wendepunkt-Verlag Zürich/Leipzig/Wien 1. Aufl., 1944.

Bircher, W.: Die „entzündliche Tuberkulose" nach Ponçet und Leriche. Der Wendepunkt, Heft 12/1942 und Heft 1/1945.

Bock, E.: Über die Behandlung skrophulöser und tuberkulöser Augenerkrankungen mit Immunkörper (I.K.) Dr. C. Spengler. Wien. Med. Wschr. 1913, Nr. 19/20.

Boroviczeny, v. K.G.; Schipperges, H. und *Seidler, E.:* Einführung in die Geschichte der Hämatologie. G. Thieme Verlag, Stuttgart 1974.

Brednow, A.: Skrofelsucht und davon abhängige Krankheitszeichen. Veit & Co, Berlin 1844.
Brehmer, v.: Siphonspora polymorpha v. Br. Verlag Hermann Linck, Haag/Amper 1947.
Bürgi, E.: Die Durchlässigkeit der Haut für Arzneien und Gifte. Springer-Verlag, Berlin 1942.

C

Casella-Riedel: Informationen zum Thema „Haut". Casella-Riedel Pharma GmbH, Frankfurt/M.
Castaigne, X.: Über die Nierentbc. und C. Spenglers IK-Beh. Verl. Eberle, Davos 1916. (zus. *Laenant, A.* und *Benazet, E.:* Artikelserie in Journal Medical Francais ab 25.07.1914).
Christophers, E.; Sterry, W.; Schubert, Ch. und *Bräuner, H.:* Bildatlas zur Morphologie und Pathophysiologie der Haut. Casella-Riedel »Edition Dermatica« Frankfurt/M. 1987.
Cornet, G.: Die Scrophulose. A. Holder, Wien 1900.
de Crinis: Das vegetative System, G. Thieme, Leipzig 1944.

D

Düggeli-Trendelenburg: Klinik der Gegenwart Bd. 6/27 (zit. *Raven*).
Dumrese, J. und *Neumeyer, G.:* Grundlagen der körpereigenen Abwehr, Immunphysiologie. Kompendium 1. Hrsg. Internationale Gesellschaft für Immunitäts- und Resistenzforschung, Hamburg 1990.

E

Ebstein, E.: Die Tuberkulose als Schicksal. Ferdinand Enke Verlag, Stuttgart 1932.
Ederle, W.: Allergie und Nervensystem. Wiss. Verlagsges. mbH. Stuttgart 1947.
Eigler, G., Findeisen, D.G.R.: Der Schnupfen. Beiträge zur Ätiologie, Pathogenese, Diagnostik und Therapie mit besonderer Berücksichtigung der Allergie. 2. Aufl., J.A. Barth/Verlag/Leipzig 1960.

F

Farrensteiner, E. und *Chr.:* Dunkelfeld, eine Farbdokumentation. Eigenverlag, Bad Salzdetfurth 1968.
Flindt, R.: Biologie in Zahlen. G. Fischer Verlag, Stuttgart 1985.
Fritsch, H.: Spenglersan bei Grippe. Der praktische Arzt. Wien, XIII. Jahrg. 5.01. (1959), 52-57.
Fuchs-Wolfring, S. von: Die diagnostische und prognostische Bedeutung der Praezipitine des Gesamtblutes bei Tb. Kontrolle der Therapie mit Hilfe der Präzipitation. Zschr. Tb. Band 18, 1912.
Fuchs-Wolfring, S. von: Zur Carl Spengler'schen Blutzellenimmunität, Tuberkel- und Perlsuchtpräzipitine und Auto-Präzipitine im Blut der gesunden und tuberkulösen Kranken und deren Beeinflussung durch I.K. (Immunkörper, S.R. ergänzt) und Tuberkulin. Brauersche Beiträge zur Kl. der Tb., Bd. XIV, Heft 2, 1909.

Fuchs-Wolfring, S. von: Syphilisdiagnostische Blutuntersuchungen nach Dr. C. Spengler. Mitteilungen aus dem Institut Dr. C. Spengler, Davos. Verlag Ernst Birchner, Bern H. 2/1919.

Fuchs-Wolfring, S. von: Zur I.K. (Immunkörper – Anmerkung des Autors) – Behandlung. Eine kritische Übersicht der vorliegenden I.K. Literatur nebst vergleichender tabellarischer Zusammenstellung der therapeutischen I.K., Tuberkulin-Heilstätten und klimatischen Heilstättenerfolge. Verlag J.F. Bergmann, Wiesbaden 1911.

Fenner, C.G.: 15 Jahre praktische Erfahrungen mit verschiedenen Testmethoden. Zahnärztliche Rundschau, Berlin, 6. Jahrg. H. 8, 1954.

Freyberger, P.: Die Schlußtestung mit Spenglersan D, ein Beitrag zur Herddiagnostik in der Praxis. Österreichische Zeitschrift für Stomatologie, H. 6, 1956.

G

Gabor, I.: Die Möglichkeit der Neural- und Spenglersan-Therapie bei orthopädischen Beschwerden. Hippokrates 29. Jg, H. 4, 1958.

Garrison and *Morton:* A medical Bibliographie. A Grafton Book, André Deutsch, Edinbourgh, UK 1970.

Geiger, W.: Hippokrates 21. Jg. H. 24 (1950), S. 70.

Glaser-Türk, M.: Der Spenglersantest. Die Therapiewoche 9. Jg. H. 2, 1958.

Glaser-Türk, M.: Nachbehandlung von Herdsanierten mit Spenglersan K im Vergleich zu anderen Nachbehandlungsmethoden. Sonderdruck aus Herderkrankungen, Carl Hanser Verlag München (o.J.).

Giancotti, M. und *Verni, A.:* Die Diagnose der Herderkrankungen. Zahnärztliche Welt, Dr. A. Hüthig Verlag, Heidelberg, 58 Jg. Nr. 10, 1957.

Glover, R.M.: Die Pathologie und Therapie der Scropheln. A. Förstner, Berlin 1847.

Goullon, H.: Die skrophulösen Erkrankungen. W. Schwabe, Leipzig 1871.

Grimm, I.: Die Skrofulose im Kindsalter. Geschichtlicher Überblick von Hippokrates bis zur heutigen Zeit. Dissertation, Medizinische Akademie Düsseldorf 1940.

Grüger, W.: Warum helfen Spenglersane bei so vielen Krankheiten? Ärzteztschr. f. Naturheilverf., 31. Jg., H. 1, 1990.

H

Hansen, K.: Allergie. Thieme, Leipzig 1939.

Hauswirth, O.: Vegetative Konstitutionstherapie. Springer Verlag, Wien 1953.

Hauswirth, O. und *Kracmar, F.:* Neues physikalisches Meßverfahren zur Bestimmung der vegetativen Regulationen. MMW, 97. Jg., (1955) 1539-1542.

Hauswirth, O. und *Kracmar, F.:* Über die Wirkung von Mikrowellen auf das vegetative System. Wien. Med. Wschr. 108. Jg. (1958), 172-173.

Hauswirth, O. und *Kracmar, F.:* Über die Änderung der Polarisationskapazität des menschlichen Körpers durch Verfahren der physikalischen Therapie. Arch. f. physik. Ther. 11 (1959) 413-416.

Hauswirth, O. und *Kracmar, F.:* Über die Änderung des Polarisationswiderstandes und der Polarisationskapazität des menschlichen Körpers durch vegetative Pharmaka. Elektromedizin 6 (1961), 158-159.

Haxthausen, L. v.: Untersuchungen und Beobachtungen über die Ursachen der Skrofel-Krankheiten. 1845. Siegen und Wiesbaden. Verlag Friedrichsche Verlagsbuchhandlung.

Hayek, H. v.: Die Wirkung von Spenglerschen Immunkörpern (I.K.) besonders bei hochfebrilen Tuberkulosen. Ars Medici (1912), 8.

Hayek, H. v.: Beobachtungen über die entlastende Wirkung der Spenglerschen Immunkörper bei febrilen Tuberkulösen. Münch. Med. Wschr. 1917.

Hayek, H. v.: Referat über "immune blood therapy of Tuberculosis" von *Jos. Hollos* in Münch. Med. Wschr. (1939) 3.

Heidbreder, F. et al.: Herz-Kreislauf. 5 (1984) 21-26.

Hochleitner, F.: Behandlungsbericht über die Spenglersane. Meckel-Veröffentlichung September 1945.

Hochleitner, F.: Erkenntnisse und Kritik der Spenglersan Heilmethode nach 5jähriger praktischer Anwendung. (1950 veröffentlicht von Spenglersan –Meckel, Bad Godesberg).

Hochleitner, F.: 1. Ergänzungsbericht. Vermutlich 1946.

Hoechst AG: Mitteilungen (1984).

Hoff, F.: Fieber, Unspezifische Abwehrvorgänge. Unspezifische Therapie. (Vegetative Gesamtumschaltung). G. Thieme, Stuttgart 1957.

Hoff, F., Losse, H.: „Sympathikotonie und Vagotonie". Dtsch. Med. Wschr. 15 (1955), 529 ff.

Hoff, F.: Über vegetative Dystonie. Klinik der Gegenwart, 2/75 (ref. *Raven*)

Hollos, J.: Symptomatologie und Therapie der latenten und larvierten Tuberkulose. Verlag I.F. Bergmann, Wiesbaden 1911.

Hollos, J.: Die tuberkulösen Intoxikationen. Eine klinisch-experimentelle Studie. Zschr. exper. Path. und Therap. Bd. 8, 1911.

Hollos, J.: Mass treatment and control of tuberculosis by immune-blood injunctions. Clinical Medicine and Surgery, Vol. 40, Nr. 11, 1933.

Hollos, J.: Immune-blood-therapy of tuberculosis. New York, (1938), (ohne Verlagsangabe)

Hollos, I. und *Hollos-Deffner, L.:* Die experimentellen Grundlagen und Behandlung allergischer Krankheiten. Sonderdruck aus „Erg. d. Hyg., Bakt., Immunitäts-Forschg. und experim. Therapie." J. Springer Verlag Berlin XIX. Bd. 1957.

Hollwich, F.: Klinik der Gegenwart. (10/26) (ref. *Raven*)

Honnegger, H.: Die antidyskratische Behandlung als Basistherapie chronischer Krankheiten. Karl F. Haug Verlag, Ulm/D 1956.

Hübener, W.A.L.: Pathologie und Therapie der Scropheln. W. Braumüller, Wien 1860.

I

Issels, J.: Die Rolle des Herdes im Rahmen der internen Geschwulstbehandlung. Die Therapiewoche. Braun Karlsruhe, November 1958.

Issels, J.: Können wir von der Chirurgie und der Bestrahlungsheilkunde die Lösung des Krebsproblems verlangen? Hippokrates Stuttgart, Heft 10, 1955.

Issels, J.: Mein Kampf gegen den Krebs. Bertelsmann Verlag 1981.

Issels, J.: Grundlagen und Richtlinien für eine interne Krebstherapie. Hippokrates, Stuttgart 1953.

J

Jungi, W.F. und *Senn, H.J.:* Krebs und Alternativmedizin. Reihe Aktuelle Onkologie 32, Internationales Symposium St. Gallen (1985), W. Zuckschwerdt, München-Wien-San Francisco.

K

Kämmerer, H.: Allergische Diathese und allergische Erkrankungen. J.F. Bergmann, München 1934.

Kellner, R.: Erfahrungen mit der Grippeschutzimpfung bei Hamburger Studenten. Dissertation Med. Fakultät der Universität Hamburg 1972.

Kerkhoff, H.: Über Testverfahren bei der Fokalinfektion. Zahnärztliche Welt. Hüthig Verlag, Heidelberg Nr. 9, 10.05.1950.

Kerkhoff, H.: Welches Serum? Deutsche Ärztliche Zeitschrift 01.01.1949.

Kiss, L.: Tuberkulöse Allergie im Lichte neuerer Gesichtspunkte. J.A. Barth, Leipzig 1944.

Klein, H.H.: Der Spenglersan-Test. Erfahrhk. Bd. XIX (1970) 122-125.

Klenke, P.F.H.: Über die Ansteckung und Verbreitung der Skrophelkrankheit bei Menschen durch den Genuß von Kuhmilch. C.E. Kollmann, Leipzig 1846.

Koch, R.: Die Aetiologie der Tuberkulose (Nach einem in der Physiologischen Gesellschaft zu Berlin gehaltenen Vortrag) In: Berliner Klinische Wochenschrift. Bd. XIX, No. 15, pp 221-20 (GM).

Koch, R.: Über neue Tuberkulinpräparate. DMW 2, 15 p. Thieme, Leipzig 23 (1987), 209-213.

Kötschau, K.: Über Hautkapazitätsmessungen. Zschr. f. d. ges. exper. Medizin. Julius Springer, Berlin 1934.

Kracmar, F.: Biophysik und Karzinom. Zschr. f. Blut- u. Geschw. Krankh. 21 (1961).

Kracmar, F.: Elektrounfall und vegetative Konstitution. Elektromedizin Bd. 6 (1961), 169-172.

Kracmar, F.: Biophysik der homöopathischen Arzneiwirkung. Allg. Hom. Ztg. 211 (1966), 483-500.

Krueger, G.R.F.: Klinische Immunpathologie, Kohlhammer, Stuttgart-Berlin-Köln-Mainz 1985.

Kupka, A.: Spenglers I.K. (Immunkörper). Ars Medici zit. *Wein, Em.* „Herstellung und Behandlung der tuberkulösen Infektion mittels antitoxischer Heilkörper" 1918.

Kydonieus, A.F., Berner, Br.: Transdermal Delivery of Drugs. Vol. 1 CRC Press. Inc. Boca Raton, Florida.

L

Letterer, E.: Allgemeine morphologische Immunologie. Ein Leitfaden für Studenten und Ärzte als Einführung in die Morphologie der Immunphänomene. K.F. Schattauer Verlag, Stuttgart – New York 1969.

Loharzik, F.: Gesetz des menschlichen Wachstums ... als wichtigste Ursache Rhachitis, Skrophulose und Tuberkulose. Druck und Verlag C. Gerold's Sohn, Wien (1858).

Liebermeister, G.: Die Tuberkulose als Allgemeinkrankheit. J.A. Barth, Leipzig (1939).

Lindner, K.G.: Vernunfts- und erfahrungsmäßige Betrachtungen des roten und weißen Friesels. Buchhändler Böhm Schweidnitz 1735.

Löwenstein, E.: Spenglers Immunkörper. Ars Medici Nr. 6 (1922) 28.

Lugol, J.G.A.: Untersuchungen und Beobachtungen über die Ursachen der Skrofelkrankheit (für Ärzte und Laien). Deutsch von *L. v. Haxthausen;* Friedrich'sche Buchhandlung, Siegen und Wiesbaden 1814.

M

Mannebach, H.: Hundert Jahre Herzgeschichte. Entwicklung der Kardiologie. Springer Verlag, Berlin-Heidelberg-New York-London-Paris-Tokyo 1988.

Mayr/Bräuner: »Exzerpta Immunologica« Behringwerke Fankfurt/M. 1985.

Meckel, P.: Informationsschrift Dr. med. Carl Spengler und seine Forschungsergebnisse. Spenglersan – Meckel Bad Godesberg. o.J.

Medina, Barrio de: Die polyvalenten Vaccionoide – Spenglersan (Prüfungsbericht). Universitätsklinik Madrid, März 1946 Revist Clinica Espagnola (1943), Nr. 3.

Much, H.: Arzt und Mensch. Riessner, Dresden.

Much, H.: Wesen der Heilkunst. Reichl Verlag, Darmstadt 1928.

Müller, G.: Über einige physiologische und therapeutische Ergebnisse bei der Anwendung von Spenglersan. Hippokrates Nr. 17., 02.05.1942; Hippokrates, Stuttgart.

N

Niemann, A.: Der Stoffwechsel der exsudativen Diathese. Marcus, A. & Weber, E. Verlag, Bonn 1914.

P

Patronikolas, G.E.: Getarnte Tuberkulose (Tuberkulosemasken). Tuberkulose-Bibliothek Bd. 85, J.A. Barth, Leipzig 1942.

Pirquet, v.: Klinische Studien über Vaccination und vaccinale Allergie. MMW 5 (1906), 1457-58.

Plaschke, E.: Spenglers I.K. (Immunkörper). Ars. Medici 12 (1921), 558.

Plath, R.: Nosodentherapie mit Spenglersan in Diagnose und Therapie. Ztschr. f. Naturhkde. 41. Jg., H. 1, 15-17.

Ponçet, A. und *Leriche, R.:* La tuberculose inflammatoire. Octave Doin & Fils, Paris 1912.

Ponçet, A.: Rheumatism tuberculeux. Bibl. Tuberc., Paris 1909.

Predöhl, A.: Geschichte der Tuberkulose. Leopold Voss, Hamburg und Leipzig 1888.

Proell, F.: Über den therapeutischen Wert und den Wirkungsmechanismus der Spenglersanpräparate. Die Heilkunst, 64. Jg., H. 2, 1951.

Proell, F.W.: Zur Herdforschung und Herdtherapie. Zahnärztliche Praxis, Werk-Verlag, München-Gräfelfing Jg. XIII, H. 1, 1962.

Proell, F.: Bestandteile und Wirkung von Spenglersanen, Bottyan-Antigen und Ganslmayer-Antisepton. Die Medizinische, Nr. 42, Stuttgart 1952.

Proell, F.: Dentale Herdinfektion. Steinkopff Verlag, Darmstadt.

Q

Quilisch, W.: Homöopathische Differentialtherapie. Karl F. Haug Verlag, Ulm/D. 1954.

R

Raven, R.: Hirschsprung'sche Krankheit und Spenglersan. Erfahrhk. Band VI, H. 7, 1957.
Raven, R.: Spenglersan-Therapie. Hippokrates, 22 Jg. H. 14 (1951) 285.
Raven, R.: Spenglersanbehandlung der Hypertonie. Hippokrates 21. Jg. H. 24 (1959) 70.
Raven, R.: Spenglersan-Therapie. Medizin heute H 1., (Schlüter, Hannover).
Remmlinger, H., Philippp, K. und *Hobitz, H.:* Über den Hautdurchtritt von S^{35}-Sulfatlösungen. U & S, München-Berlin. 2. Strahlentherapie Bd. 123, H. 4 (1964).
Reuther: DMW 21., 22.05.1970.
Ricken, K.H.: Taschenatlas der Immunologie, Allergie und allgemeinen Infektionslehre. Verlag für Medizin Dr. Ewald Fischer, Heidelberg 1981.
Rilling, S. und *Kracmar, Fr.:* Objektiv kontrollierbare Spenglersan Therapie. Referat anläßlich der 22. Godesberger Spenglersan-Meckel-Ärztetagung am 14.10.1967.
Rilling, S.: Über die „maskierte Tuberkulose" im Spiegel der Biotonometrie. (früher R-C = Meßverfahren nach Kracmar). 24. Tagung in Bad Godesberg (1970).
Rilling, S. und Kracmar, F.: Die Saunawirkungen im Spiegel der vegetativen Regulationen. Der dtsch. Badebetrieb. 58. Jg., H. 2 (1967).
Rilling, S. und *Kracmar, F.:* Über die Wirkung der Spenglersane auf das Vegetativum. Vortrag anläßlich der 21. Godesberger Ärztetagung, 08.10.1968.
Rilling, S.: Vagus und Sympathikus in Diagnostik und Therapie. Karl F. Haug Verlag, Ulm/D. 1956.
Rilling, S.: Biotonometrie. Herausgegeben von der wissenschaftl. Abtl. der Biotonomed Meßgeräte GmbH, Stuttgart (1971).
Rilling, S.: Alternative Krebsdiagnostik in „Aktuelle Onkologie 2", Krebs und Alternativmedizin, Internationales Symposium St. Gallen November 1985, Handherausgeber: *W.F. Jungi, H.J. Senn.* W. Zukschwerdt Verlag, München-Bern-Wien-San Francisco.
Rost, A.: Regulationsthermographie. Grundlagen, Schwerpunkte und Grenzen. Thermodiagnostik 1, (1985), 1-7.
Rost, A.: Thermographie und Thermoregulationsdiagnostik. Bearbeitet und herausgegeben von *A. Rost.* Med. Lit. Verlagsges. mbH, 1980.
Rost, G.A.: Allergie und Praxis. Springer-Verlag, Berlin-Göttingen-Heidelberg 1950.
Rothman, St.: Physiology and Biochemistry of the skin. Chicago 1955.

S

Seitz, F.: Der Friesel, eine historisch-pathologische Untersuchung. F. Enke, Erlangen 1845.
Silbernagl, S. und *Despopoulos, A.:* Taschenatlas der Physiologie. 2. Aufl. Georg Thieme Verlag, Stuttgart-New York – Deutscher Taschenbuchverlag 1983.
Somoggyi, S.: Tuberkulinbehandlung. Ars medici, H. 9 (1916).
Spengler, C.: Über das Koch'sche TR (Tuberkulin??) und Tuberkelbazillensplitter. WMW (1902).

Spengler, C.: Klassenstadium der Lungentuberkulose und Phthise und über Tuberkulinbehandlung. (Festschr. zum 60. Geburtstag von *Robert Koch*), Verlag G. Fischer, Jena (1903).
Spengler, C.: Tuberkulose-Immunblut, Tuberkulose-Immunität und Tuberkulose-Immunblut-Behandlung. DMW (1908) Nr. 8.
Spengler, C.: Tuberkulose- und Syphilisarbeiten. Ein von Schülern und Freunden herausgegebener Sammelband. Verlag H. Erfurt, Davos 1911. In diesem Band sind fast alle wichtigen Publikationen von *Spengler* praktisch im „Nachdruck" zusammengefaßt und zugänglich. Leider ist der Band außerordentlich selten und häufig nur durch Zufall in einem Antiquariat erhältlich.
Spengler, C.: Die Spenglersche Pikrinfärbemethode zum Nachweis von Tuberkel- und Perlsuchtbazillen. DMW Nr. 9 (1907).
Spengler, C.: Ein neues immunisierendes Heilverfahren der Lungenschwindsucht- und Perlsucht-Tuberkulin. DMW, Nr. 31, (1904), 1129-32.

Sch

Scheller, E.F.: Krebs als Viromykose. Humata Verlag Harold S. Blume, Freiburg/Bern/Salzburg, 1957.
Scheller, E.F.: Krebsschutz. Humata Verlag, Freiburg/Bern/Salzburg.
Schenkel, L.: TTS-Estradiol zur physiologischen Hormonsubstitution in der Menopause. Schweiz. Rundschau Med. Praxis 74, Nr. 11, (1985), 21-25.
Schilling, V.: Untersuchungen über Siphonospora polymorpha v. Brehmer. Die Medizinische Welt, Nr. 4 Nornen-Verlag, Berlin.
Schulz, E.: Der tuberkulös überempfindliche Mensch. J.A. Barth, Leipzig (1939).
Schwölbel, G.: Die Lehre vom allergiekranken Menschen. Hans Huber, Bern und Stuttgart 1956.
Schwarz, P.: Der Spenglersan-Test (nach *P. Schwarz*). Medizin heute, Mai 1963, H. 5, S. 242-245.
Schwamm, E.: Biologische Blocksituation und Spenglersan Erfahr.hk. (1959), 181 lf.
Schenkel, L.: TTS-Estradiol zur physiologischen Hormonsubstitution in der Menopause. Schweiz. Rundschau Med. Praxis 74, Nr. 11 (1985).

St

Strumann, K.E.: Somatische Grundlagen der Neurose. Ärztliche Praxis, Werk Verlag Banaschewski, München (11.11.1961).

T

Tardy, P.: Spenglersche Färbung. Ars Medici 1922. Autor verweist auf „Therapie der Gegenwart"; Mai (1917).

V

Veil, W.H., Sturm, A.: Die Pathologie des Stammhirns. 2. Aufl. G. Fischer, Jena (1946).
Villequez, E. und *Bizot, M.:* Le paratisms latent des cellules du sang chez l'homme en particulair dans le sang es cancereux. Librairie Maloine, Paris. Der latente Parasitismus der Blutzelle beim Menschen, besonders im Blut des Krebskranken. Semmelweis Verlag, 2812 Hoya 1981. Dort auch umfassend weiterführende Literatur!
Vering, Ritter v.: Heilart der Skrofelkrankheit. C. Gerolt, Wien 1829.

W

Waag, H.: Grundsätzliches zur Spenglersan-Therapie. Erfahr.hk. Bd. XIX (1970), 117-125.
Waag, H.: 6 Jahre Spenglersan-Behandlung in der Heilstätte, auf dem Land und in der Stadt. (1978).
Waldenburg, L.: Die Tuberkulose und die Lungenschwindsucht und Skrofulose. A. Hirschwald, Berlin 1869.
Wallosek, R.: Carl Spengler: sein Engagement für Davos und die Medizin. Deutsches Ärzteblatt (DÄ), 81. Jhg. H. 1/2, Januar 1984, (1989).
Walter, R.: Beitrag zur Anwendung der Spenglersan-Kolloide bei essentieller Hypertonie. Inaugural-Dissertation, Friedrich-Wilhelms-Universität Berlin, September 1943.
Weber, A.: Pathogene Mikroorganismen im Blut- und Tumorgewebe. Verlag Erdl, Trosberg.
Weinberger: Spenglersan, ein Therapeutikum von großer Indikationsbreite. Der praktische Arzt V. Jg. (1951), 1284-89.
Wernich, A.: Die Medizin der Gegenwart in ihrer Stellung zu der Naturwissenschaft und zur Logik. Verlag G. Reimer, Berlin 1881.
Winberg-Nielsen, K.: Spenglersan Immunotherapie. "missing link" in der Naturgeneeskunde. (1980).

Z

Ziegenmeyer, J.: Transdermale Applikation von Arzneistoffen. PZ Nr. 18. 14 Jg. (1989).
Zilch, M.J.: Herdsanierung mit Messer oder Röntgenstrahlen? Hippokrates, Stuttgart, 1950.
Zilch, M.J.: Lymphsystem und Lymphatismus. Von der Morphologie zur Konstitutionspathologie. J.A. Barth, München.
Zinzius, J.: Indikationen bei der Behandlung chronisch-rezidivierender Urtikaria. Die Therapiewoche 10, 3, (1959) 140. Verlag G. Braun, Karlsruhe.
Zinzius, J.: Zur Spenglersan-Therapie in der Dermatologie. Erfahr.hk. H. 2 (1958).

9.0 Namensregister

I

J

K

L

M

N

P

Q

R

10. Sachregister

I

K

L

M

N

O

P

R

S

T

U

V

W

Z